第一目击者

青少年校园现场急救

王海芳　柯　勤　主编

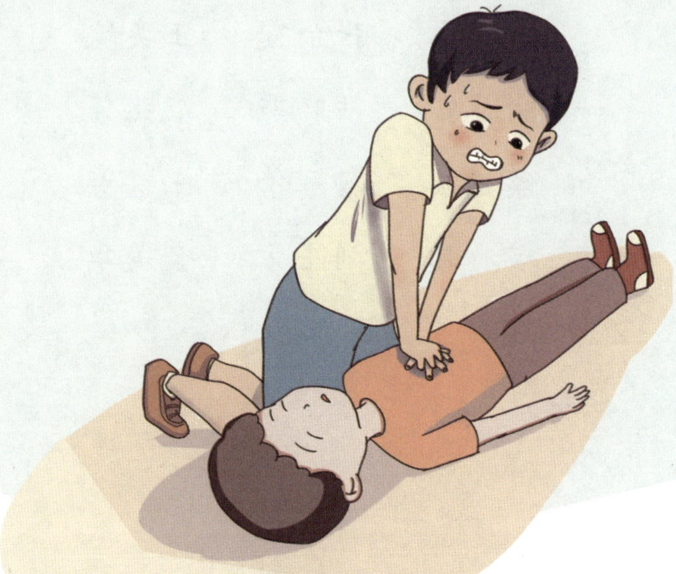

苏州大学出版社
Soochow University Press

编委会名单

序言

PREFACE

我非常荣幸能够为这本由苏州市护理学会和苏州市第五中学编写的《第一目击者：青少年校园现场急救》撰写序言。“健康校园、安全校园”已成为“健康中国 2030”建设的主旋律之一，青少年是校园安全事件的主要经历者，面向校园急救场景，充分发挥青少年作为第一目击者的功能，增强其自救和互救能力，有助于减少或降低非安全因素带来的侵袭，促进安全、健康的校园环境建设。同时，国民在青少年时代获得的急救理念、安全意识和心肺复苏、创伤救护技能将使其受益终身。

这本书共分为四个章节，首先概述了校园现场急救的基本概念，然后介绍了校园现场急救的基本技能，最后围绕校园现场急救的真实案例，分别详细分析了校园常见急症和意外伤害的急救流程与方法。每一章均以循证方法为指导，充分考量青少年这一特殊人群和校园现场这一特殊场景，以标准化的真实案例加以呈现，主要包括知识链接、现场救治原则与流程、预防及注意事项。每个救治技能均提供了针对性的视频，有助于阅读者的有效学习与深入体验。

这本书将专业性技能寓于真实校园急救场景之中，符合青少年的认知特点，便于学习；这本书化繁为简，通过真实案例导入将校园急救流程直观地呈现给读者，便于理解；这本书创新融合新媒体元素，将真实场景下的急救视频展现给大众，易于实操。无论是初学者还是专业教师，均可从本书中获益。

凡事预则立。校园现场急救应立足于预防，重在实践，这本书为校园现场安全事件的风险识别和有效应对提供了一个实用的工具，有助于促进健康校园的建设。我相信，王海芳和柯勤两位主编的《第一目击者：青少年校园现场急救》，对将急救医学融入校园

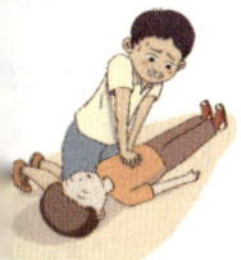

青少年健康教育具有里程碑意义，对开启系统化、科学化、专业化青少年急救知识、技能普及与基地建设具有重要的参考和借鉴价值。

当下，全国各地为认真学习贯彻习近平总书记关于教育的重要论述，越来越重视将广大中小学生的生命安全和心理健康放在首要位置，深入开展生命教育和心理健康教育，以生命教育护航行动为牵动，以生命课程为载体，持续提升中小学生安全意识和能力。我衷心希望通过此书的学习，广大读者能够提升突发校园安全事件的处置能力，做好第一目击者，共同促进青少年学生健康快乐成长。

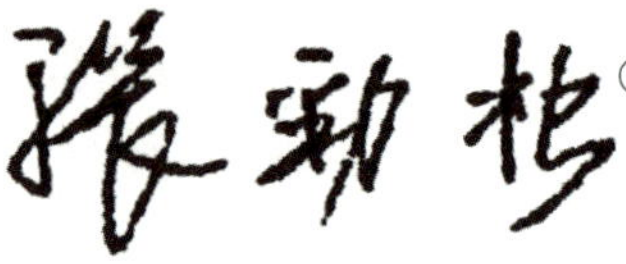[1]

2023 年 12 月 15 日于金陵

① 作者系南京医科大学第一附属医院教授、主任医师，博士研究生及博士后导师，中华医学会急诊医学分会常委，国家卫生健康委员会医疗应急中毒救治专家，南京医科大学中毒研究所所长。

前言

FOREWORD

随着经济的发展和社会环境的变化，校园安全已成为不可忽视的全球性公共安全问题。青少年作为校园环境中的主体，易受到非安全因素的侵袭，发生校园安全事件。围绕“健康中国 2030”目标，增加青少年应对校园安全事件的知识和技能，既符合青少年发展的内在需求，也符合现代教育的发展规律。因此，聚焦校园安全事件的场景，面向第一目击者和第一现场，培养青少年学生的自救、互救能力势在必行。

《第一目击者：青少年校园现场急救》一书围绕在校青少年的需求，由临床经验丰富的医护人员编写而成。该书导入校园的真实安全事件，构建涵盖校园现场急救基本概念、校园现场急救基本技能、校园常见急症救护和校园意外伤害救护四大章节的课程体系，图文并茂地将专业知识以通俗易懂的语言加以呈现，将处理流程以形象直观的流程图和视频进行展示。全书兼具急救与科普双重意义，符合当下青少年的认知特点，契合其实际需求，能够帮助他们理解并掌握校园现场急救的知识和技能，使其面临第一现场时能够充分发挥第一目击者的作用，第一时间识别和处理。

希望本书的出版能够进一步推动健康知识和常用急救技能走进青少年这一特殊人群，提高他们的自我救护和救护他人能力，使其在面对校园急症和意外伤害事件时能够正确处理、有效应对，充分彰显“知识守护生命”的健康理念。同时，也希望本书的出版能够进一步激发广大医务工作者的科普热情，不断创新科普内容和方式，实现全域科普，为健康中国建设贡献更大的力量。

本书在编写过程中得到了相关医院和学校同仁的帮助与支持，在此致以衷心的感谢。

王海芳①

2023 年 12 月

① 作者系苏州大学附属第一医院党委副书记，主任护师，硕士生导师，教育部护理专业认证工作委员会委员，江苏省护理学会副理事长，苏州市护理学会理事长，中华护理学会护理管理专委会委员。

目　录

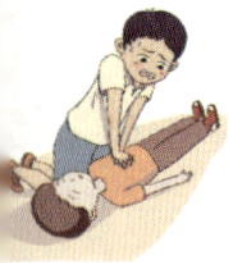

第一章

绪 论

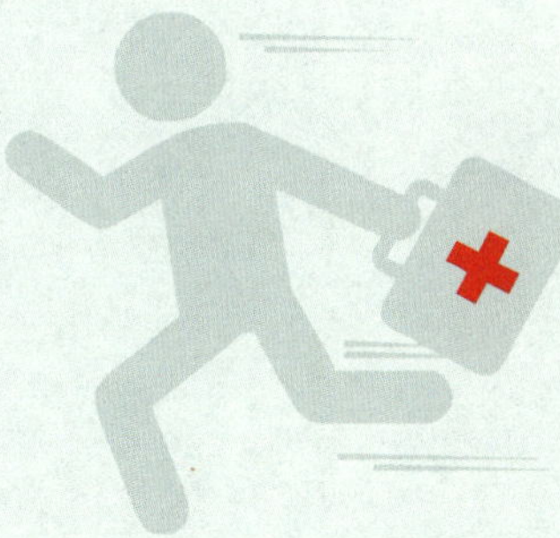

第一节 守护校园安全 学做“第一救助者”

一、校园现场救护

（一）概念

校园现场救护是立足于校园环境，针对突发伤病的患者进行的初步救护。校园现场救护的对象多为青少年甚至是幼年在校学生。由于校园现场救护知识和技能的匮乏，校园现场救护过度依赖专业人员，多为先“送”后“救”，而不是先“救”后“送”或边“救”边“送”，导致伤者预后不佳。因此，校园现场救护应落实三个“一”的核心理念，即“第一现场”“第一时间”“第一目击者”，这三者之间紧密联系、相互制约、不可分割。

（二）核心理念

1. 第一现场

校园内突发伤病事件的现场往往情况多样，“现场安全”作为现场救护空间维度的核心，应强化风险预控策略。

（1）人身风险：主要包括环境风险、自我保护和伤病员安全三个方面。

① 环境风险：环境安全隐患直接威胁校园现场所有人员的生命并影响救治质量，应先排险后救护，重点评估校园现场环境中有无持续危险因素的存在，如火灾、坠落的电线、化学性气体等。若现场存在高危因素，应保持安全距离，避免人员伤害，立即求助，如拨打“110”报警电话和“119”火警电话等。

② 自我保护：救护者应对校园现场环境、自身救护能力、自我保护能力及客观救助条件进行评估，必须在确认现场无高危因素后方可进入。接触伤者体液、血液必须佩戴手套，救护结束后必须洗手。

③ 伤病员安全：对于脊柱骨折等严重受伤的伤病员，最危险的是不必要的搬动，

随意移动会加剧伤病员病情，甚至引起死亡。而开放气道手法错误、实施心肺复苏（cardio-pulmonary resuscitation，CPR）质量低等是校园内造成伤病员二次损伤的常见情形。因此，在第一现场应准确评估伤病员有无生命危险的情况，实施迅速有效的现场救护。

（2）不同校园急救现场的处理原则。

不同的校园急救现场有不同的处理原则，具体如下。

① 校园常见急症现场：晕厥、低血糖、胸痛、腹痛等是校园现场救护的常见急症。面对校园急症，准确判断诱发因素是前提。应围绕不同急症实施针对性救护措施，如晕厥患者应立即置于通风处，取平卧位，下肢相对抬高；低血糖患者应协助其进食甜食或糖水，减少机体能量消耗；等等。

② 校园意外伤害现场：中毒、骨折、中暑、触电、烫伤等是校园内常见的意外伤害事件。面对意外事件，必须先解除危险因素，再实施现场救护。如发现中毒应立即协助患者脱离染毒环境；如发现骨折应立即给予包扎固定，防止二次损伤；在中暑现场要立即将患者脱离高温环境；在触电现场必须先将伤者脱离电源，然后方可实施救护；等等。

2. 第一时间

校园内常见急性威胁生命的疾病与事件决定生死，第一时间是指开始抢救的时间，具体抢救措施包括快速判断、正确呼救和初步救治（图 1-1），从时间维度上强调“时间就是生命”。“第一时间”不仅是一切校园伤病、意外事件急救的开始和基础，也是急救链上独立、关键的环节，时间把控直接决定伤病员的生存与预后。

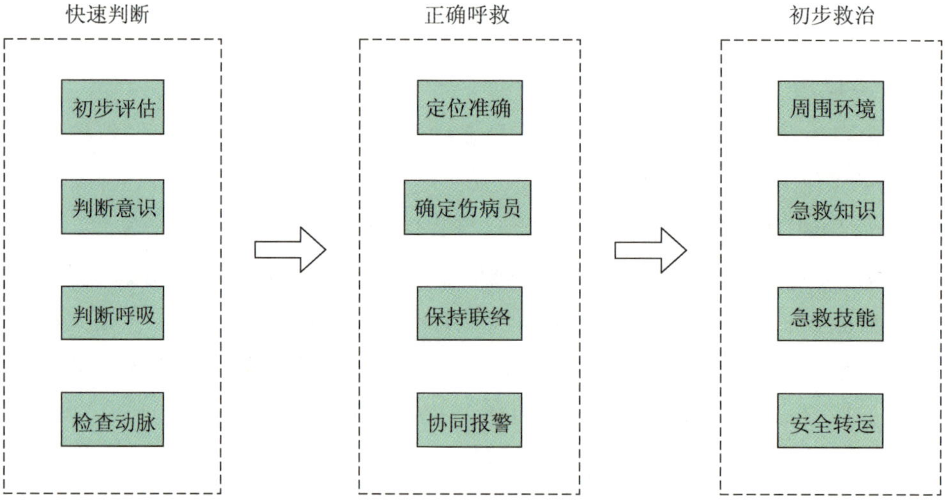

图 1-1　第一时间急救示意图

3. 第一目击者

第一目击者也称“第一反应人”，是指校园内第一个抵达伤害现场且接受过系统培训并获得相关资质证书的目击者。在校园内，学生、老师、保安等人员都可以通过急救知识与技能的规范培训和考核，成为一名合格的第一目击者。围绕校园危急环境，第一目击者应具备基本急救知识及技能，如心肺复苏、自动体外除颤器（automated external defibrillator，AED）除颤、海姆立克腹部冲击法、止血、包扎、固定、搬运及各种急症的现场处理。

二、预防

（1）压实社会责任，政府层面应高度重视，从法律、卫生、教育、科技、文化、舆论等方面组织和引导全社会广泛参与推进急救培训，形成常态、长效的激励机制，提高公益性急救培训的系统性和持久性。

（2）针对在校学生，充分利用护理学会、红十字会等专业医疗机构的技术优势，合理设置培训模块，创新培训方式，建立长效考核和评估机制，广泛开展急救科普，提升我国校园内第一目击者的现场救护能力与水平。

知识链接

校园安全

目前安全事故已经成为14岁以下少年儿童的第一死因。涉及青少年生活和学习方面的校园安全隐患有20多种，如食物中毒、体育运动损伤、网络交友安全、交通事故等。通过安全教育，提高中小学生的自我保护能力，80%的意外伤害将可以避免。1996年，我国决定将每年3月最后一周的星期一定为“全国中小学生安全教育日”。2000年，红十字会与红新月会国际联合会将每年9月的第二个星期六定为“世界急救日”。

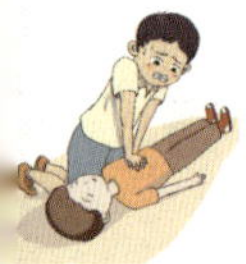

第二节 现场评估 判断病情

一、概述

现场评估是指在突发伤病或灾害事故现场收集患者主观信息和客观信息的过程，其目的是快速识别有生命危险需要立即抢救的患者，最大限度挽救患者的生命。

二、现场评估的程序

现场评估时，一定要在环境安全的前提下，迅速、有序地对患者进行评估，判断病情并采取相应的救护措施，即 D—R—A—B—C—D—E（danger—response—airway—breathing—circulation—disability—exposure）程序，具体如下。

（一）评估环境（danger）

进入现场救护时，要冷静地观察周围环境，判断环境是否存在危险因素，必要时采取安全防护措施或呼叫救援。

1. 现场环境可能存在的主要危险因素

（1）脱落的高压电线或其他带电物体。

（2）化学物质、腐蚀性物质等。

（3）楼梯踩踏事故现场。

（4）地震后的建筑物倒塌，余震的发生。

（5）其他危险因素。

2. 现场的安全防护措施

（1）处理伤病员的伤口前应洗手，佩戴医用（乳胶）手套。若没有医用手套，也可用干净的塑料袋代替。

（2）进行人工呼吸时，可使用人工呼吸面膜或便携面罩等防护装置。

（3）有条件时戴口罩。

（4）处理有大量出血的外伤时，尽可能佩戴防护眼镜或防护面罩。

（5）抢救电击伤患者时，必须先设法切断电源。

（6）在室外遇到雷雨天气时，要避开高压线、大树，不要使用手机。

（7）进入煤气中毒现场，不要开灯，也不要使用手机等。

（二）检查反应（response）

用双手轻拍患者的双肩，并在其两侧耳边大声呼喊“喂，你怎么啦?”（轻拍重唤），观察患者是否有反应。

若患者没有反应，要立即呼救，启动应急反应系统，并取得 AED；若患者有反应，应继续检查其气道等。

（三）检查气道（airway）

保持患者气道通畅。若患者有反应，检查患者能否说话、发音是否正常；观察患者有无舌后坠、牙齿松脱，口腔内有无异物、呕吐物、分泌物、血块等。若患者气道有异物，应先清除异物，再采用仰头抬颏法打开患者气道。

（四）检查呼吸（breathing）

检查患者有无自主呼吸、呼吸是否正常、胸廓有无起伏等，检查时长不超过 10 秒。

（五）检查循环（circulation）

若发现患者无反应，无呼吸（或仅有濒死叹息样呼吸），即可以初步判断患者已心搏骤停，应立即实施 CPR。

（六）检查神志（disability）

评估患者是否清醒，可应用“清、声、痛、否”（AVPU 法）简单快速地评估其意识清醒程度。其中：

“清”（alert）是指患者清醒。

“声”（vocal）是指患者对语言刺激有反应。

“痛”（pain）是指患者对疼痛刺激有反应。

“否”（unresponsive）是指患者不清醒，或对任何刺激没有反应。

（七）暴露患者（exposure）

在患者情况较平稳、现场环境允许的情况下，应充分暴露其受伤部位，以便进一步评估和识别任何潜在的疾病或损伤。注意做好保暖并保护患者隐私。若现场患者较多，应根据先救命、后治伤的原则进行救护。

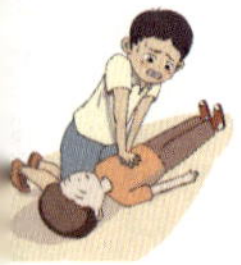

知识链接

快速、合理、有效的伤情评估是关键

当意外发生后，每一秒钟的延迟对于急救工作来说都可能带来无法挽回的损失。当遇到突发情况时，快速、合理、有效的伤情评估是挽救伤病员生命关键的第一步。然而，急救现场往往环境复杂多样，各类资源有限，容易顾此失彼。因此，当评估伤情（检伤）与抢救生命发生矛盾时，应以抢救生命为先。检伤时，应特别注意那些“不声不响”、反应迟钝的伤病员，避免检查遗漏。应该迅速明确重点、分清轻重缓急、先救命后治伤，安全而高效地开展急救。

第三节 如何正确拨打“120”急救电话

一、概述

“120”为中国大陆统一的急救电话号码（图 1-2）。该号码属于特殊号码，不收取任何费用。“120”接通提示音为“这里是××市××县医疗急救中心”。

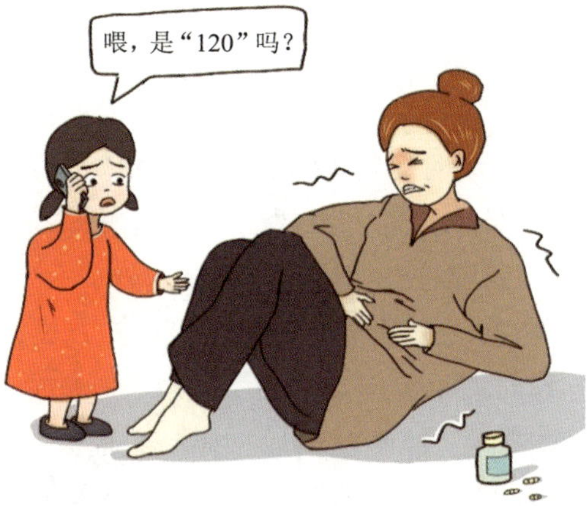

图 1-2　正确拨打“120”急救电话

二、拨打“120”急救电话的流程

第一步：要镇定。

遇到突发情况，如自己或同学受到伤害时难免会情绪紧张、手足无措，在此情况下容易言语表达不清，延误抢救时间，所以拨打“120”急救电话时一定要保持镇定。

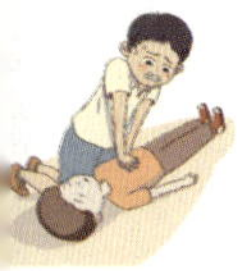

第二步：说清楚。

拨通“120”急救电话后要清楚地回答急救中心接线员的询问，并简短、准确地告知“5W1H”。

who（何人）：患者人数，患者的姓名、性别、年龄等。

when（何时）：患者的发病时间。

where（何地）：患者所在的具体地址。

what（何事）：患者的主要表现、不适主诉或者伤情。

why（何因）：患者可能发生意外伤害的原因。

how（如何）：患者现在怎样。

第三步：听清楚。

听清楚急救中心接线员所说的救护车到来之前处理患者的方法，并在接线员告知可以结束通话时再挂断电话，切勿提前挂断电话。

第四步：留信息。

留下你的姓名和手机号码，并且保持你的电话畅通，救护车出车后会第一时间与你联系，所以不要让无关的电话占用生命线。

三、注意事项

（1）拨打“120”急救电话时切勿惊慌，应保持镇定，表述清晰，简明易懂。

（2）告知地址务必要具体、准确，以便“120”急救人员快速找到患者。如果患者是在家里，一定要详细到门牌号；如果患者是在户外，一定要说清楚是哪条路、哪条街。如果对周围环境不熟悉，找不到所在地点的具体方位，应寻找标志性建筑物，以便“120”急救人员寻找时缩小范围。

（3）如果身边有多个同伴，挂断电话后，应有人前去接应救护车。等待救护车时不要把患者提前搀扶或抬出来，以免影响救治。等待救护车的地点应选择在路口、公交车站、大的建筑物等有明显标志处，或农村交叉路口等。如果是在住宅小区，应及时做好疏通。见到救护车时应主动挥手接应，并引导救护车准确出入，为救治患者节省时间。

（4）“120”急救电话是应急服务的特种专用电话，切勿随意拨打，以免影响他人使用。对于干扰应急救护工作的人员，公安机关将依法处理。

知识链接

生命之星

“120”急救车上的标志叫“生命之星”(图 1-3)，生命之星上的“米”字形符号有6个角，分别代表紧急医疗救护服务系统的一个急救步骤，即伤病患检视、报告、救护车出勤、现场处置、运送途中照顾、运送至特定医疗单位，而生命之星周围的橄榄枝则代表和平与安全。该标志中间的蛇绕拐杖图案来源于古希腊神话。有一天，医神阿斯克勒庇俄斯(Asclepius)正在思考如何救活死去的渔夫葛劳科斯(Glaucus)时，被突然出现的蛇惊吓，阿斯克勒庇俄斯用手杖将蛇打死，这时出现了第二条蛇，它衔着一种药草将死去的蛇救活了，于是阿斯克勒庇俄斯试着用同样的药草也救活了葛劳科斯。阿斯克勒庇俄斯顿时领悟了：蛇是有毒的，可以置人于死地，但蛇又有神秘的疗伤能力，可以拯救人，怪不得人们一直认为蛇是智慧的化身。从此以后，阿斯克勒庇俄斯去各地行医时，不但要带着手杖，而且总是在手杖上放一条盘绕着的蛇。后来人们出于对神医和灵蛇的崇敬，也为了纪念阿斯克勒庇俄斯，便以“蛇绕拐杖”图案作为医学上的专用标志。如今的蛇杖符号已经成为驱除病魔、追求健康的象征，也代表着医生治病救人的决心。

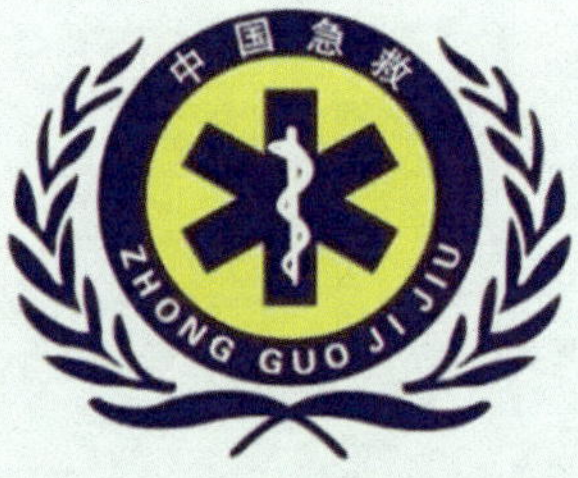

图 1-3　“中国急救”标志“生命之星”

第四节 现代救护：现场急救生存链

一、概述

现代救护是指在事件发生现场对危重患者进行及时、有效的初步救护和治疗，如胸外心脏按压、开放气道、人工呼吸、止血、包扎、固定等。现代救护的特点是第一目击者立足于医院外的事故现场，在抢救生命的黄金时刻，对急危重症患者实施有效的初步紧急救护措施，以减轻患者的痛苦和伤残程度，挽救生命，并在医疗救护下，迅速将其送到就近的医疗机构，完成后续救治，即先救后送。

二、现代救护：现场急救生存链

1992 年 10 月，美国心脏协会（American Heart Association，AHA）正式提出了“生存链”的概念。所谓成人生存链（adult chain of survival）是指对突发心搏骤停的成人患者所采取的一系列规律有序、规范有效的救护措施，将这些抢救环节以环链形式连接起来，就构成了一个挽救生命的生存链。生存链中的各个环节必须环环相扣，任何一个环节中断，都可能影响患者的预后。

《2015 美国心脏协会心肺复苏及心血管急救指南更新》将成人生存链按医院内、医院外出现心搏骤停的患者进行划分，以明确患者获得救治的不同途径。《2020 年美国心脏协会心肺复苏及心血管急救指南》在院内和院外生存链原有五环的基础上又增加了“康复”一环。院外心搏骤停（out-of-hospital cardiac arrest，OHCA）生存链即现场急救生存链。美国心脏协会成人 OHCA 生存链如图 1-4 所示。

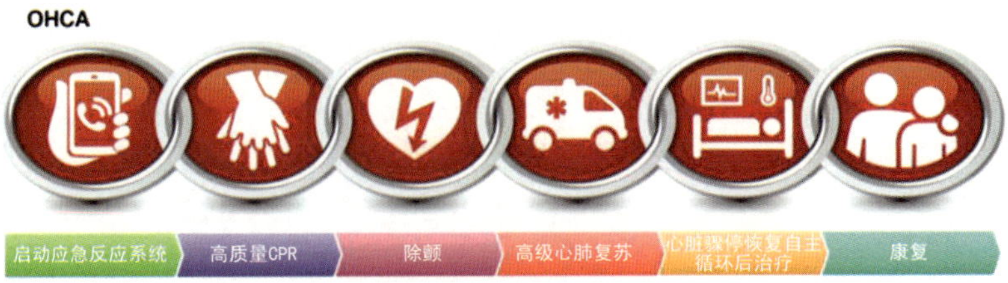
OHCA
启动应急反应系统
高质量CPR
除颤
高级心肺复苏
心脏骤停恢复自主循环后治疗
康复

图 1-4 美国心脏协会成人 OHCA 生存链

（一）第一环节：启动应急反应系统

一旦患者发生心搏骤停，出现无反应、无呼吸、无脉搏，第一目击者必须快速拨打“120”急救电话，启动急救医疗服务系统（emergency medical service system，EMSS）。

（二）第二环节：高质量 CPR

第一目击者发现患者心搏骤停者后应立即开始实施高质量的 CPR，这对急危重症患者的生存将起到至关重要的作用。

（三）第三环节：除颤

AED 是“救命神器”，如果可以取得并立即使用，将对提高院外心搏骤停者的生存机会起到关键作用。

（四）第四环节：高级心肺复苏

早期高级心肺复苏是抢救急危重症患者的另一关键环节。一般由 2 人以上组成的院前急救小组对心搏骤停者提供更有效的生命支持，在患者病情快速稳定后，安全转运患者去接受心搏骤停后治疗。

（五）第五环节：心脏骤停恢复自主循环后治疗

入院后，对患者实施高级生命支持和多学科心搏骤停后治疗。即使患者已出现自主循环恢复（return of spontaneous circulation，ROSC），仍要强调多学科综合优化救治，直至患者出院。

（六）第六环节：康复

建议心搏骤停存活者在出院前进行生理、神经、心肺和认知障碍等方面的康复评估，出院后继续接受针对性的康复治疗。

成人心搏骤停大多是由心脏问题导致的，尽早启动应急反应系统是成人生存链的第一环节；而儿童心搏骤停通常继发于呼吸衰竭或休克，所以预防心搏骤停是儿童生存链的第一环节。儿童 OHCA 生存链如图 1-5 所示。

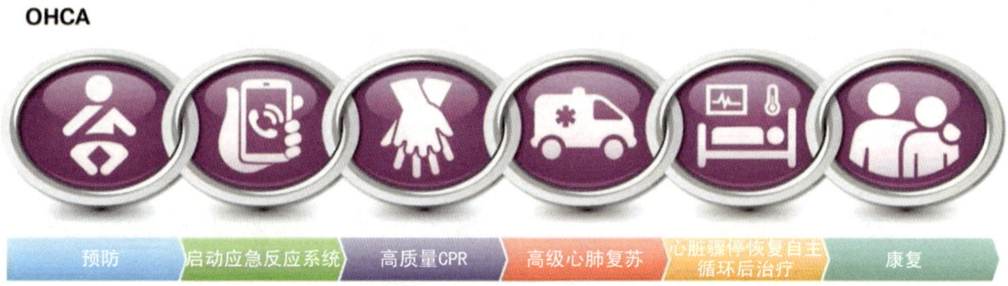

图 1-5　美国心脏协会儿童 OHCA 生存链

知识链接

生存链

“生存链”的概念最早于1991年被库敏斯（Cummins）等学者提出。1992年10月，美国心脏协会正式提出“生存链”这一概念，强调心肺复苏救治过程应该重视早期识别、早期胸外心脏按压、早期电除颤及早期高级生命支持这4个基本环节。《2010美国心脏协会心肺复苏及心血管急救指南》将“生存链”这一概念进一步延伸，强调综合的心搏骤停后治疗，改成了新的五环“生存链”。《2015美国心脏协会心肺复苏及心血管急救指南更新》提出应对心搏骤停建立有效的SPSO救治体系［结构（structure）、过程（process）、系统（system）、结果（outcome）］，强调持续的质量改进，并进一步优化“生存链”这一概念，将成人生存链按院内和院外出现心搏骤停的患者进行划分，以明确患者获得救治的不同途径，强调对院内心搏骤停应该建立早期预防的理念，院外心搏骤停则沿用之前的五环“生存链”，而《2020年美国心脏协会心肺复苏及心血管急救指南》则在院内和院外“生存链”原有五环的基础上又增加了“康复”一环，以此来强调后续康复管理的重要性。

思考与讨论

1. 创伤应急救护的原则是（　　），要尽量救护所有可能救活的伤病员，不能只注意抢救最严重但几乎没有救活希望的伤病员，而使更多的本可以救活的伤病员失去及时救护的时机。

A. 先救命，后治伤　　B. 舍己救人

C. 先固定再包扎　　D. 尽可能多做现场治疗

2. 现场评估程序D-R-A-B-C-D-E中的“R”是指下列选项中的（　　）。

A. 检查气道　　B. 检查反应

C. 检查呼吸　　D. 检查神志

3. 判断题（认为正确打“√”，认为错误打“×”）：现代救护的理念是“先送后救”。（　　）

4. 拨打“120”急救电话时必须简短、准确地告知接线员哪些信息？

第二章

校园急救的基本技能

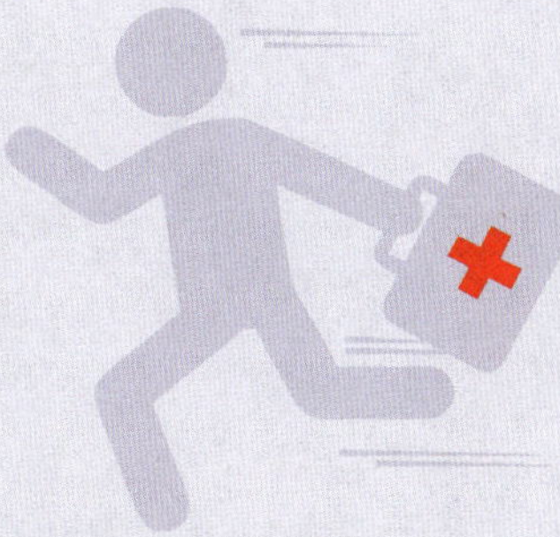

第一节　心肺复苏术

一、情景案例

李同学，男，14 岁，在参加学校秋季运动会 400 米男子决赛快速奔跑中突然感觉头晕、胸闷，随后晕倒在地，周围同学见状立即上前，发现李同学呼之不应、面色苍白、无自主呼吸，旁边同学立即对其进行胸外心脏按压，并向老师呼救、拨打“120”急救电话。

二、相关知识

（一）概念

心肺复苏（CPR）是针对心跳、呼吸停止患者所采取的抢救措施，即应用胸外心脏按压形成暂时的人工循环并恢复心脏自主搏动和血液循环，用人工通气代替自主呼吸并促使自主呼吸恢复，目的是促进苏醒和挽救生命。针对心搏骤停患者的急救是分秒必争的，抢救开始时间越早，成功率越高，“四分钟”是抢救心搏骤停患者的黄金时间。

在 CPR 急救中，成人与儿童是以是否出现青春期第二性征（男性胸部或腋下出现毛发，女性乳房发育）来判别的。若仍无法确定患者是成人还是儿童，则将其视为成人提供紧急救治。

（二）心搏骤停的临床表现

（1）意识突然丧失或伴有短暂抽搐。

（2）心音及大动脉搏动消失。

（3）呼吸停止或仅有濒死叹息样呼吸。

（4）面色苍白或青紫。

（5）双侧瞳孔散大。

心搏骤停的典型“三联征”包括突发意识丧失、呼吸停止和大动脉搏动消失。

三、现场救治方法

CPR 关键要点（C-A-B-D）包括胸外心脏按压（circulation）、开放气道（airway）、人工通气（breathing）（即 C-A-B）。有条件时，可考虑实施电除颤（defibrillation）治疗等。

（一）成人 CPR

1. 评估现场环境安全

必须在确认周围环境安全后再对患者施救，以免遭受二次伤害。

2. 识别心搏骤停，呼救

（1）判断意识

① 判断方法：用双手轻拍患者双肩，在其两侧耳边大声呼喊：“喂！你怎么啦?”“喂！你怎么啦?”（轻拍重唤）（图 2-1），患者无任何反应。

② 呼救：“患者无反应，快来人啊！启动应急反应系统，拨打‘120’急救电话！附近 AED 拿过来！”（图 2-2）。

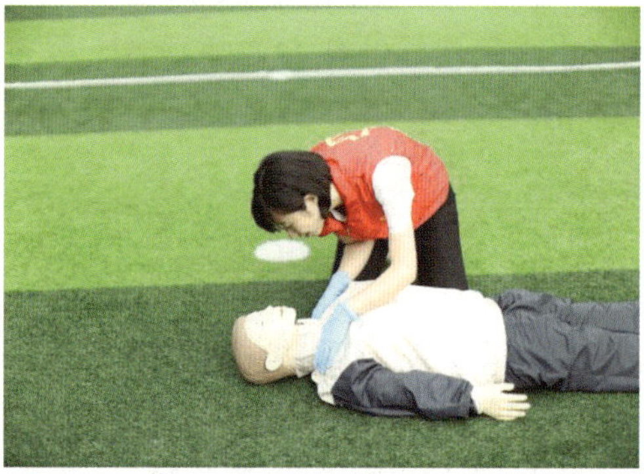

图 2-1　判断意识

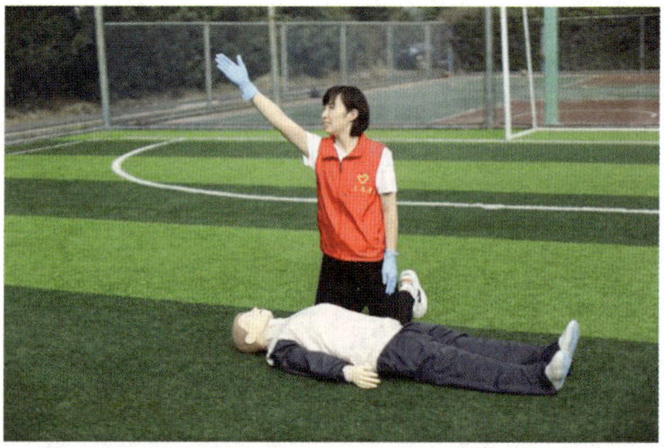

图 2-2　呼救

（2）判断脉搏和呼吸（图 2-3）

① 脉搏判断方法：使患者仰卧，置于心肺复苏体位，解开其衣领、暴露胸部、松裤带、用手指触摸患者颈动脉（沿患者气管纵向滑行至喉结处，再向近侧旁开 2～3 厘米位置），触摸不到搏动。

② 呼吸判断方法：观察患者胸廓有无起伏。

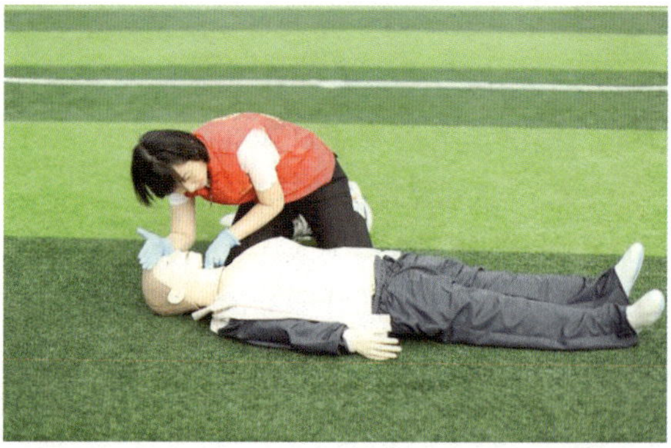

图 2-3　判断脉搏和呼吸

为了缩短评估时间，应同时判断患者的颈动脉搏动和呼吸，判断时间至少 5 秒，但不超过 10 秒。对于非专业人员，仅需判断患者无反应、无呼吸或仅有濒死叹息样呼吸，即可实施 CPR。

3. 胸外心脏按压

（1）按压位置：胸骨下半部。对男性患者，可用两乳头连线确定中点的方法为按压位置快速定位（图 2-4）。

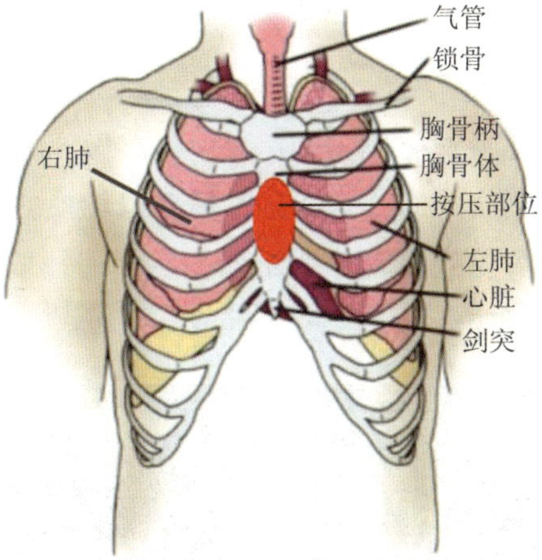

图 2-4　胸外心脏按压位置

（2）按压手法：一手掌根部放于按压部位，另一手掌重叠于此手掌上，十指紧扣，只以掌根部接触按压部位；双肘关节伸直，上半身前倾，利用上身重量，垂直下压。（图 2-5）

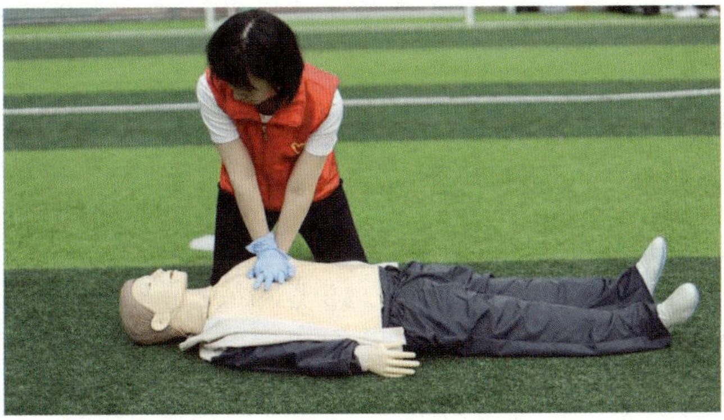

图 2-5　胸外心脏按压手法

（3）按压深度：5～6 厘米。

（4）按压频率：100～120 次/分。

（5）按压注意事项：每次按压后，确保患者胸廓充分回弹；双手垂直向下按压 30 次，按压过程中，双手掌根不能离开患者胸壁。

4. 开放气道

（1）检查患者口腔是否有异物。如有，将患者的头偏向一侧，为其清除异物。

（2）打开患者气道，一只手放在患者前额，另一只手的手指放在患者下颏的骨性部位，使患者头部后仰并抬起下颏，充分将患者气道打开（图 2-6）。

5. 人工呼吸

张大嘴，包严患者口唇、捏紧患者鼻翼，吹气 1 秒，可见患者胸廓隆起，抬头并偏向一侧换气，松开患者鼻翼，观察患者胸廓是否回落。按上述步骤，吹第二口气。（图 2-7）

胸外心脏按压与人工呼吸的比例为 30∶2，每次做 5 个循环，大约需要 2 分钟的时间。如果有其他人在场会实施 CPR，2 分钟后可以轮换实施 CPR。若在实施过程中感觉疲劳，可以提前轮换。轮换时动作要迅速，尽量缩短按压中断时间，一般不超过 5 秒。

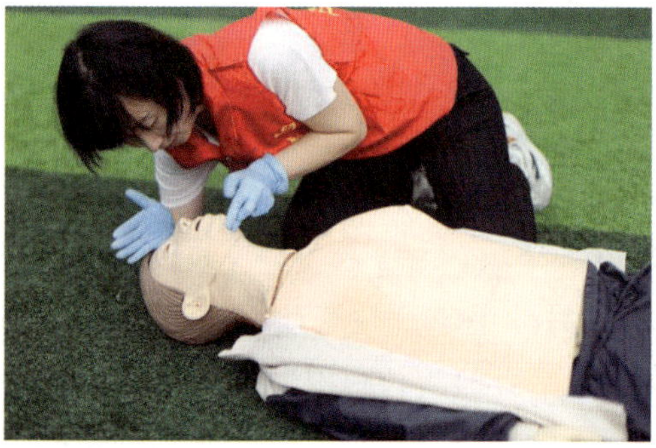

图 2-6　开放气道

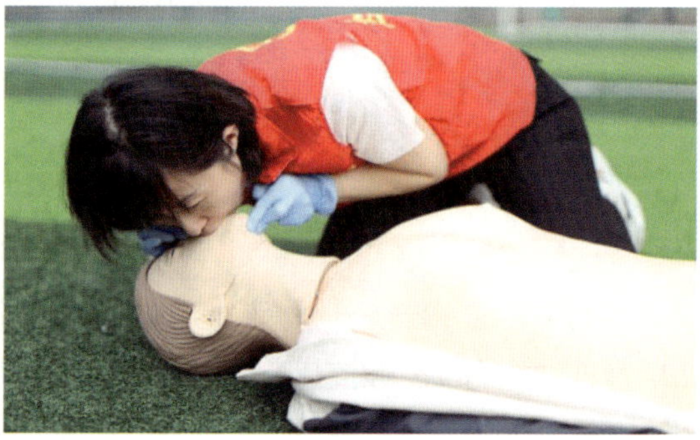

图 2-7　人工呼吸

6. 早期除颤

在院外有条件的情况下应尽早使用 AED 进行除颤。

7. CPR 有效的指征

（1）患者自主心跳和自主呼吸恢复。

（2）患者的口唇、面色和甲床等的颜色由苍白或青紫转为红润。

（3）患者的瞳孔由大变小、眼球活动、手脚活动、开始呻吟等。

（二）儿童 CPR（儿童是指 1 岁到青春期，青春期的体征包括男性的胸部或腋下出现毛发及女性乳房发育）

儿童 CPR 的救治原则基本同成人，但有以下不同之处。

（1）儿童 CPR 的按压方法为单手掌根或者双手掌根重叠。

（2）儿童 CPR 的按压深度至少为胸廓前后径的三分之一，大约 5 厘米。

（3）单人施救时，儿童 CPR 的胸外心脏按压与人工呼吸之比为 30∶2；双人施救时，儿童 CPR 的胸外心脏按压与人工呼吸之比为 15：2。

（三）婴儿 CPR（婴儿是指小于 1 岁的幼儿且不含新生儿）

婴儿 CPR 的救治原则基本同成人，但有以下不同之处。

（1）婴儿 CPR 是用手拍打婴儿足底、高声呼叫婴儿来判断婴儿的意识。

（2）婴儿 CPR 是用手指触摸婴儿肱动脉（上臂内侧）来判断婴儿的动脉搏动。

（3）婴儿 CPR 的按压位置是在婴儿胸部正中两乳头连线下方水平处。

（4）婴儿 CPR 的按压方法为两手指（中指、食指）或双手环抱双拇指按压。

（5）婴儿 CPR 的按压深度至少为胸廓前后径的三分之一，大约 4 厘米。

（6）单人施救时，婴儿 CPR 的胸外心脏按压与人工呼吸之比为 30：2；双人施救时，婴儿 CPR 的胸外心脏按压与人工呼吸之比为 15：2。

（四）儿童和婴儿 CPR 的注意事项

（1）若施救者为独自一人，则立即实施 CPR，以 30：2 的比例实施 5 组胸外心脏按压和人工呼吸后启动应急反应系统并取得 AED。若施救者有手机，可在开始实施 CPR 时拨打“120”急救电话，并将电话设置为免提模式。

（2）若有人协助，则立即实施 CPR，嘱协助者拨打“120”急救电话并取得 AED。

四、现场救治流程图

现场救治流程如图 2-8 所示。

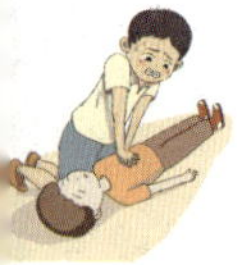

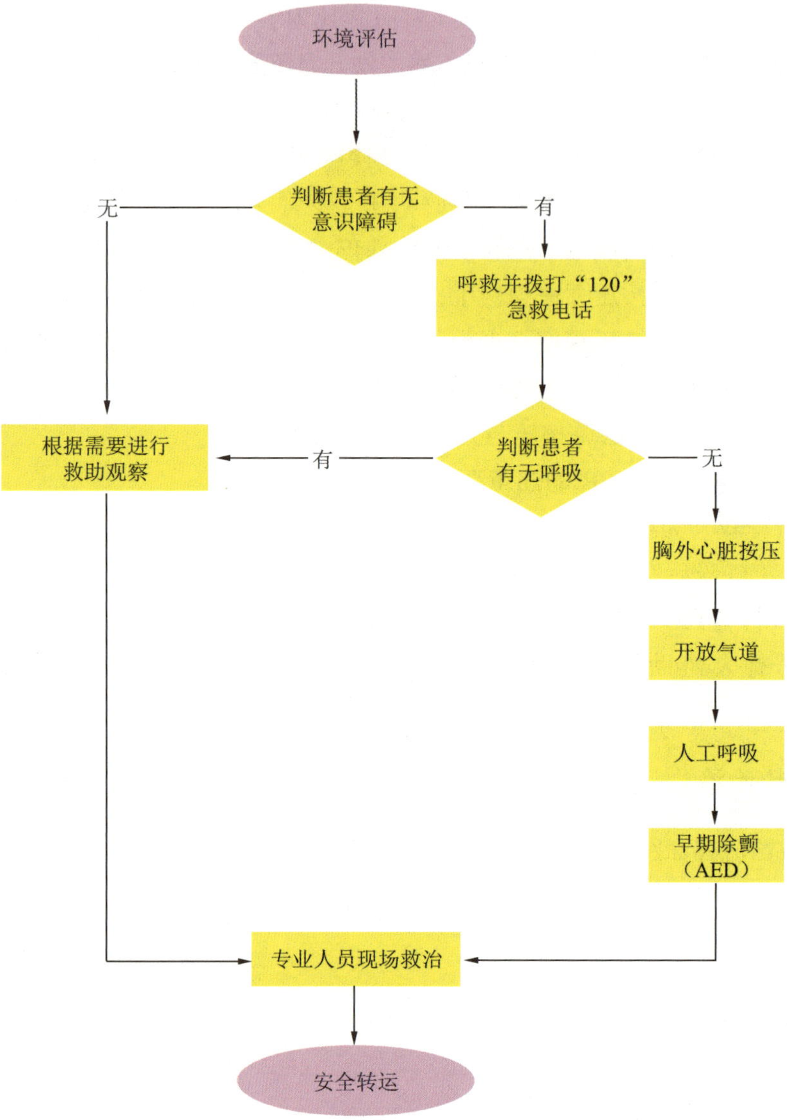

图 2-8　现场救治流程图

操作视频

扫一扫

视频 2-1　单人 CPR

知识链接

尽一切可能救治患者

东汉末年，医圣张仲景刻苦钻研，撰写了《金匮要略》。在这部医书中，张仲景记载了如何拯救上吊濒死的患者，“一人以脚踏其两肩，手少挽其发，常弦弦勿纵之。一人以手按据胸上，数动之”。这就是CPR的雏形。张仲景还训示世人：“犹引按莫置，亦勿苦劳之。”寄语施救者要尽其所能去救治患者，切勿束手置之，更不要因为辛苦疲劳而停下来。这正是我们必须认真学习的急救态度。

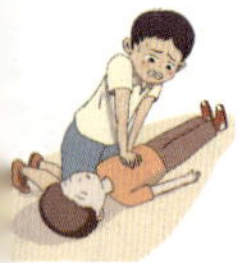

第二节 除颤术

一、情景案例

李同学，男，14 岁，在学校篮球集训时突然停下，主诉胸闷，随即倒地，面色苍白，意识丧失，颈动脉搏动无法触及，自主呼吸微弱，体育老师见状立即行 CPR 并呼救，校医迅速携带 AED 到达现场，CPR 与 AED 联合使用，15 分钟后该同学心跳、呼吸初步恢复，继而转入医院进一步救治。

二、相关知识

（一）概念

AED 是一种便携式医疗设备，能够指导非专业急救人员和医务人员进行安全除颤，通常被安置在人流较为密集的公共场所，能够在第一时间为突发心搏骤停患者进行电除颤，帮助其恢复窦性心律，它也因此被称为“救命神器”。

与传统除颤器不同的是，AED 并不一定需要专业人员进行操作，它能够自动分析患者心律，并决定是否需要为其进行电除颤。使用者也不需要担心使用 AED 会对患者造成二次伤害。在除颤过程中，AED 会通过语音及屏幕提示发出明确指令，提示使用者每一步的操作方式，它也因此被称为“傻瓜仪器”。

（二）临床表现

心室颤动一旦发生，患者即表现为意识丧失、发绀、抽搐，颈动脉搏动无法触及，呼吸停止或仅有濒死叹息样呼吸。

三、现场救治流程

如何使用 AED——“听它说，跟它做”。

（1）开：根据语音提示，按“开启”按钮或者打开盖子开启 AED 的电源开关（图 2-9）。

（2）贴：根据 AED 电极片上的图示，将一片电极片贴在患者裸露胸部的右上方（胸骨右缘第二肋间），另一片电极片贴在患者左乳头外下侧（左腋前线第五肋间）（图 2-10）。

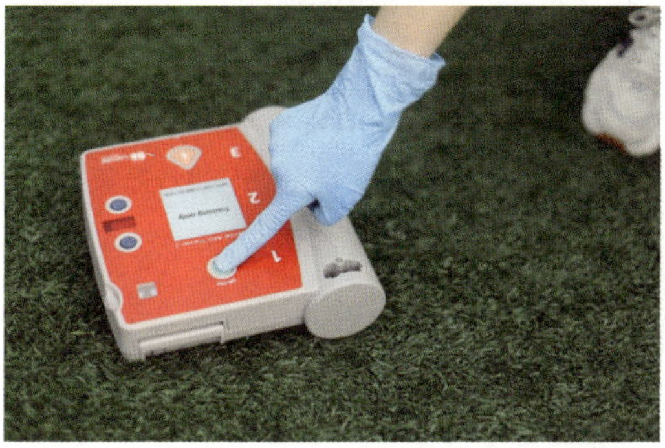
图 2-9 开启 AED 的电源开关

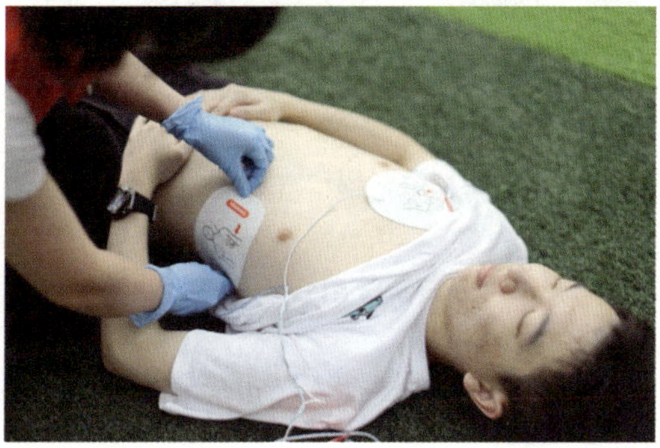
图 2-10 贴电极片

（3）插：将电极片插头插入 AED 主机插孔，开始分析心律，此过程需 5～15 秒（图 2-11）。在此过程中，急救人员和旁观者应确保不与患者接触，以免影响仪器分析心律（图 2-12）。

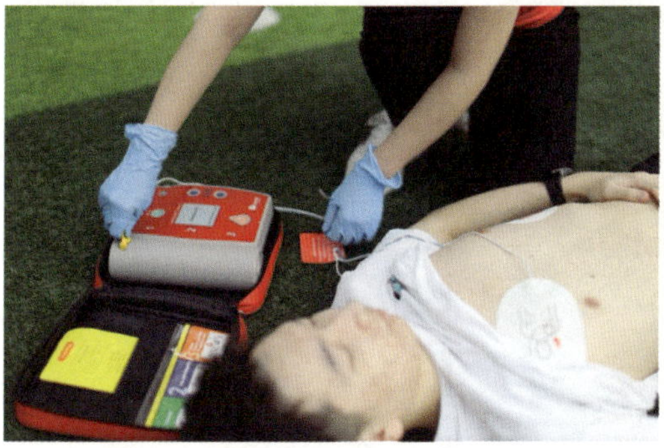
图 2-11 分析心律

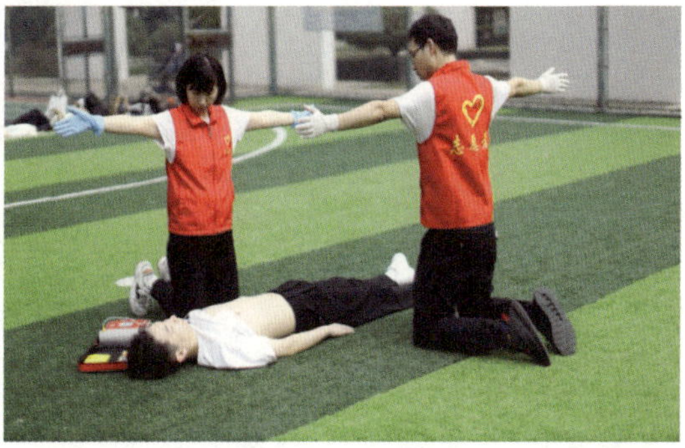
图 2-12 确保急救人员和旁观者不与患者接触

（4）电：若 AED 提示无须电击，则救护人员继续实施 CPR；若 AED 语音提示“建议电击”，并再次提醒周边人员都走开不要碰触患者（图 2-13），则救护人员按下“电击键”进行除颤，并立即继续实施 CPR，直到 AED 再次自动分析心律（图 2-14）。

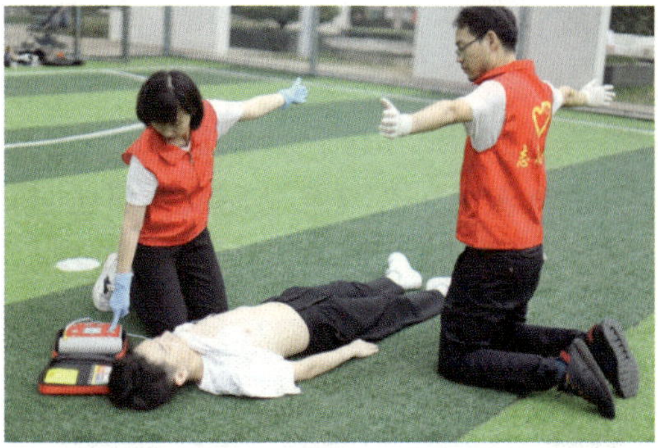

图 2-13　再次提醒周边人员不要触碰患者

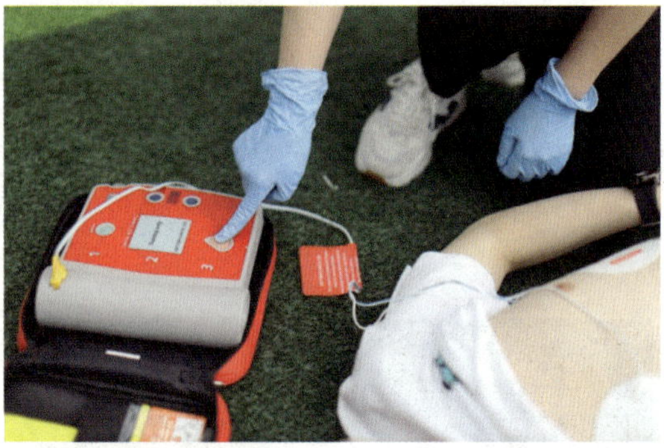

图 2-14　按下“电击键”进行除颤

四、现场救治流程图

现场救治流程如图 2-15 所示。

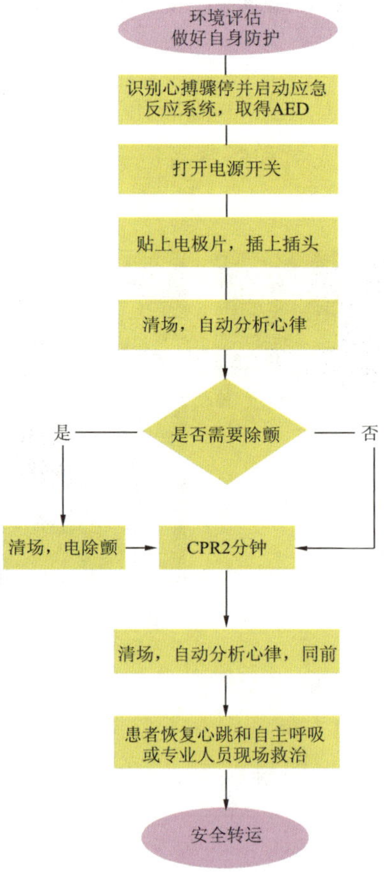

图 2-15　现场救治流程图

五、注意事项

（1）8 岁及以上的患者应选用成人电极片；8 岁以下儿童优先使用儿童电极片。若没有儿童电极片，也可选用成人电极片。

（2）电极片置于患者胸部时，应确保两个电极片之间不能接触。若患儿胸部太小，则电极片可能会重叠，此时可将一个电极片贴于患儿胸部，另一个电极片贴于患儿背部。

（3）避免将电极片直接贴于患者置入装置（如除颤器或起搏器等）或药物贴片上。

（4）若患者胸部沾满水或汗液，要迅速擦干，然后再贴电极片。若患者躺在水中，应迅速将其移至干燥区。

（5）若患者胸部存在毛发导致电极片无法粘贴，可使用 AED 携带箱中的剃刀剃除毛发或者用另一组电极片去除毛发。

操作视频

扫一扫

视频 2-2　单人 CPR+AED

知识链接

AED 的前世今生

早期除颤器巨大笨重，且耗电量很大，只能在医院使用，无法普遍推行使患者得到及时救助。为解决这个问题，1965 年的冬天，弗兰克·彭特里奇（Frank Pantridge）教授在同事的协助下成功研发出了世界上第一台便携式除颤器，该装置的重量为 70 千克，由汽车电池驱动。便携式除颤器从 1966 年 1 月开始被配置在救护车上使用。1968 年，彭特里奇教授采用美国航空航天局（National Aeronautics and Space Administration，NASA）设计的微型电容器，将装置改良，使仪器重量下降至 3 千克，更便于外出携带。除颤器轻便化的翌年（1969 年），美国俄勒冈州波特兰市的救护人员第一次成功地在医院外通过施行电击救活了患者。在过去的 50 多年间，全球超过数百万人的生命因为彭特里奇教授的重要发明而得到挽救。随着 AED 技术的不断发展和完善，前期笨重、不方便使用等缺点得到了显著改善。

1995 年，美国立法开展“公共除颤计划”（Public Access Defibrillation，PAD），这是一项在公共场所安置 AED 并鼓励大众积极参与相关培训进行急救的 AED 普及计划。

2023 年 2 月 2 日，江苏省教育厅在《关于做好 2023 年春季学期学校体育工作的通知》中指出：“高等院校和较大规模的中小学校要根据本校实际，在体育场、体育馆、校医院（医务室）、宿舍区等场所配备自动体外除颤仪（AED）”。

随着技术的进步和公共场所除颤器项目的推广，AED 必将给越来越多的心搏骤停患者带来福音。

第三节 气道异物梗阻现场急救术

一、情景案例

学校食堂内，一群小学生围坐在一起吃午饭，李同学一边吃着荔枝，一边与同学嬉笑玩闹，突然李同学不能发声，手呈“V”字形紧贴在喉部，表情十分痛苦。在场老师见状，立即上前，第一时间呼救并沉着冷静地运用海姆立克急救法帮助李同学排出了异物。原来是荔枝卡在了李同学的喉咙里，最终化险为夷。

二、相关知识

（一）概念

1. 气道异物梗阻

气道异物梗阻是指外界异物进入并停留在患者的喉、气管、支气管，患者由于气道阻塞无法进行呼吸，甚至可能因缺氧窒息而死亡。气道完全阻塞只需要短短6分钟，患者的心跳就会停止。气道异物梗阻起病突然，常常危及生命，及时有效的现场急救是关键。

2. 海姆立克腹部冲击法（Heimlich maneuver）

海姆立克腹部冲击法也称“海氏手技”“海姆立克急救法”，是美国医生海姆立克（Henry Heimlich）先生发明的。1974年，他运用该方法首次成功抢救了一名因食物阻塞气道而发生窒息的患者，从此该法在全世界被广泛应用，是全世界抢救气道异物梗阻患者的标准方法，拯救了无数患者，人们称之为“生命的拥抱”。（图2-16）

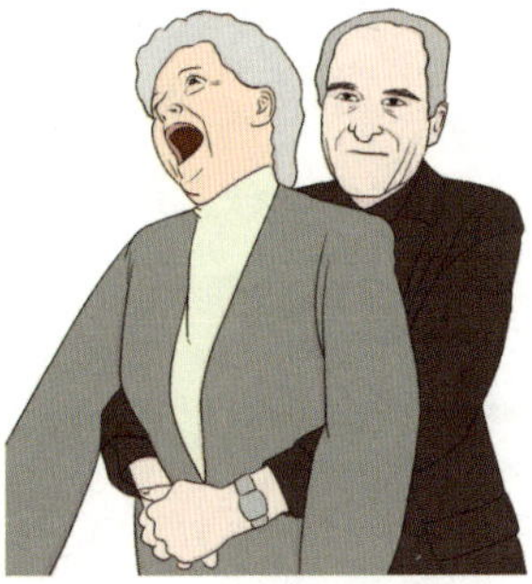

图2-16 海姆立克腹部冲击法

3. 海姆立克原理

将肺部想象成一个气球，气管就是气球的气嘴。当气嘴被异物阻塞时，用手捏挤气球，气球受压，从而将阻塞气嘴的异物冲出。（图 2-17）

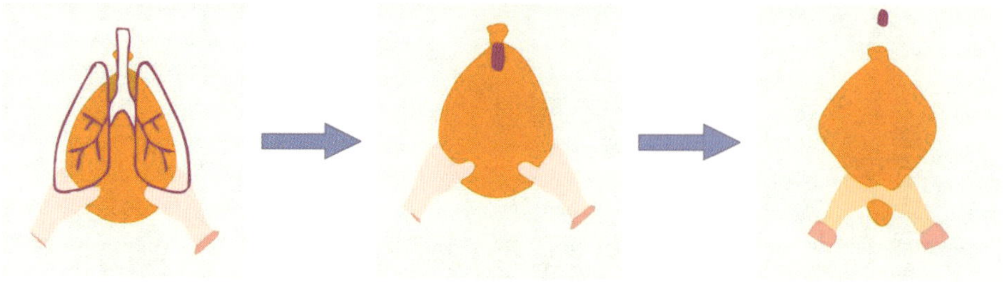

图 2-17　海姆立克原理

（二）临床表现

气道阻塞可分为轻度气道阻塞和严重气道阻塞。发生轻度气道阻塞的患者可以大声咳嗽、说话或发出声音。而发生严重气道阻塞的患者则无法呼吸、说话或发出声音，表现为无声性咳嗽，或用一只手或两只手抓住颈部，表现出窒息征象（图 2-18）。

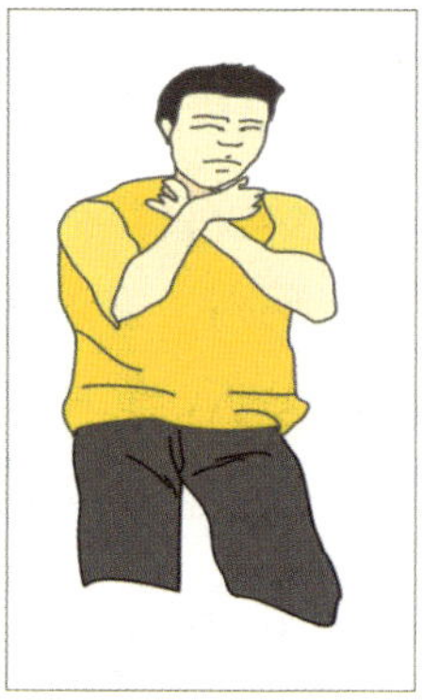

图 2-18　气道阻塞临床表现

三、现场救治流程

神志清楚患者，可以通过大声咳嗽或者用掌根在两肩胛骨之间进行叩击来清除异物。如果异物无法排出，可采用以下方法。

（一）腹部冲击法

该方法主要包含 3 个步骤，具体如下。

（1）站在患者背后环抱其腰（图 2-19）。

（2）确定冲击部位（位于患者脐上和胸骨下的正中线上）（图 2-20a，图 2-20b，图 2-20c）。

（3）向内、向上反复冲击患者相关部位。

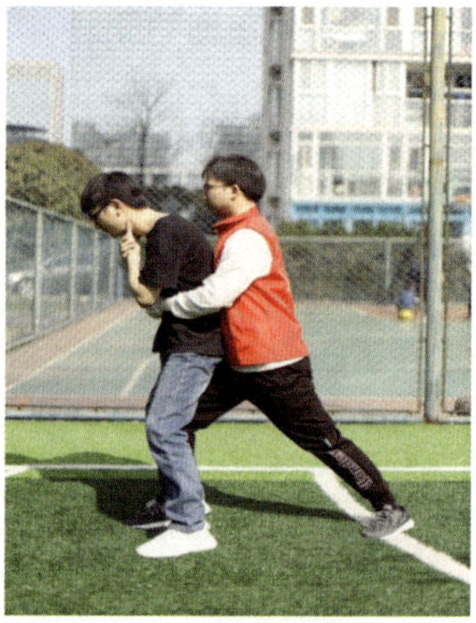

图 2-19　站在患者背后环抱其腰

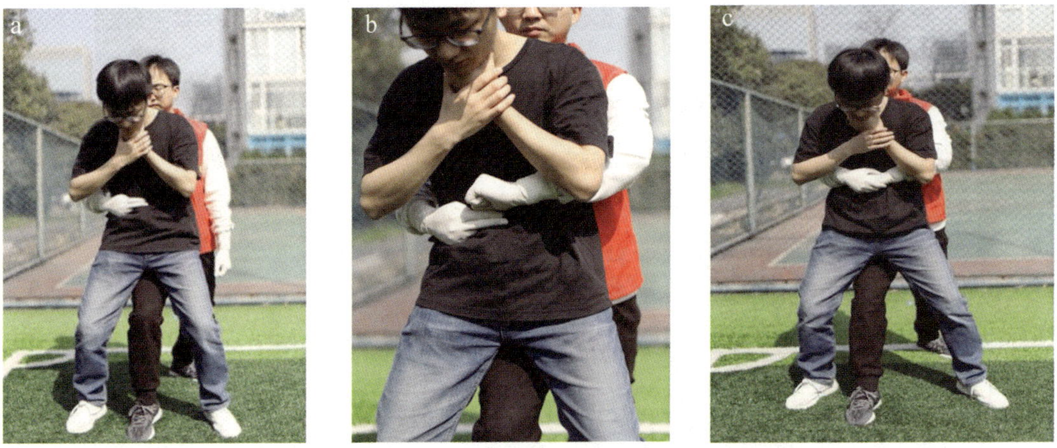

图 2-20　确定冲击部位

（二）自行腹部冲击法

该方法需要患者弯下腰，靠在固定的水平物体上，利用固定物边缘来压迫自己的上腹部，快速向上冲击，直到异物排出，诸如座椅的靠背、课桌的边缘、栏杆扶手、窗台的边缘等都可以成为患者自救的工具。若实在找不到这样的物品，自己用拳头冲击自己的腹部施救，也有较好的救治效果。（图 2-21）

（三）胸部冲击法

对于体型较大的患者、孕妇或坐轮椅的患者，不宜采用腹部冲击法，应在其胸骨下半部进行胸部快速冲击。施救者站在被救者身后，两臂从其腋下环绕其胸部，并将双手放在其胸骨下半段，向内、向上有节奏地冲击。（图 2-22）

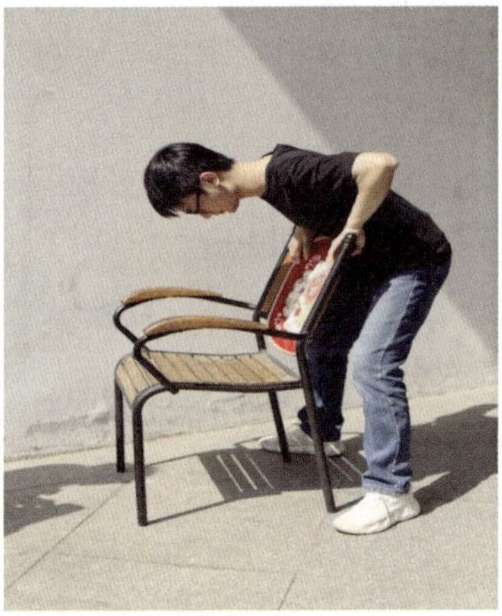

图 2-21　自行腹部冲击法

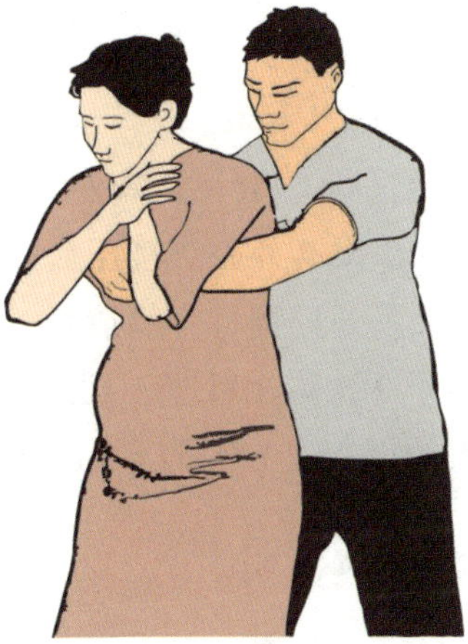

图 2-22　胸部冲击法

（四）CPR 实施步骤

对于发生窒息且失去反应的成人，应立即进行 CPR，具体步骤如下。

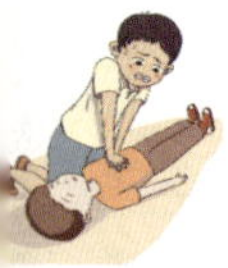

（1）呼喊求助。如果现场还有其他人员，请派该人员启动应急反应系统。协助将患者安置于坚硬平坦的表面。

（2）开始进行 CPR（从胸外心脏按压开始），以 30∶2 的比例实施胸外心脏按压和人工呼吸。每次进行胸外心脏按压后，开放气道时，应检查患者口腔，观察其咽喉处是否有异物。如果看到异物且易清除，应清除异物。切勿盲目用手指清除异物，因为这样做可能导致异物滞留在气道更深的部位。

（3）给予 2 次人工呼吸，然后重复进行 30 次胸外按压。

（4）大约进行 2 分钟的 CPR，启动应急反应系统（如果没有人启动）。

（五）婴儿急救步骤

1. 有意识婴儿的急救步骤

当婴儿气道严重阻塞时，若婴儿有意识，应通过背部拍击和胸部冲击的方式帮助其清除阻塞物。具体步骤如下。

（1）施救者将婴儿面朝下放在前臂，用手托住婴儿的头部和下颏。

（2）用另一只手的掌根在婴儿的两肩胛之间进行 5 次背部拍击。

（3）如果在 5 次背部拍击后仍未拍出阻塞物，应让婴儿仰卧并支撑其头部。用另一只手的两根手指进行最多 5 次胸部冲击，冲击位置为婴儿胸骨下半段（与 CPR 期间实施胸外按压的位置相同）。重复进行 5 次背部拍击和 5 次胸部冲击，直至婴儿能够呼吸、咳嗽或啼哭，或者直到其失去反应。

2. 无意识或意识不清婴儿的急救步骤

当婴儿气道严重阻塞时，若婴儿无意识或意识不清，或是在背部叩击和胸部冲击实施中发生意识丧失，应立即进行 CPR，按压方法同婴儿 CPR。具体步骤如下。

（1）呼喊求助。如果有人回应，请派该人员启动应急反应系统。将婴儿放置于坚硬平坦的表面。

（2）开始进行 CPR（从胸外心脏按压开始），以 30∶2 的比例实施胸外心脏按压和人工呼吸。每次胸外心脏按压后，开放气道时，检查患儿口腔，观察其咽喉处是否有异物。如果看到异物且容易清除，应清除异物。切勿盲目用手指清除异物。

（3）给予 2 次人工呼吸，然后重复进行 30 次胸外心脏按压。

（4）大约进行 2 分钟的 CPR，启动应急反应系统（如果没有人启动）。

四、现场救治流程图

现场救治流程如图 2-23 所示。

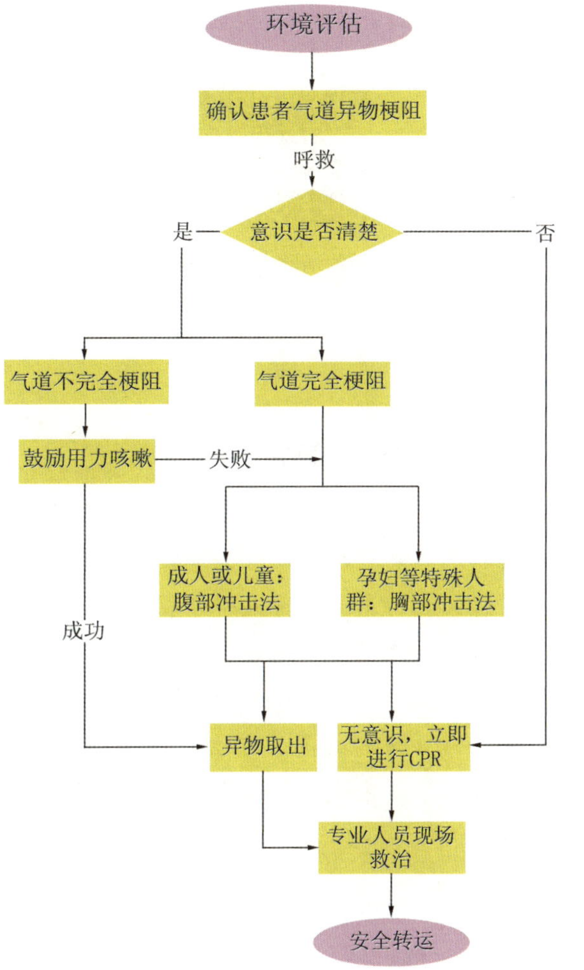

图 2-23　现场救治流程图

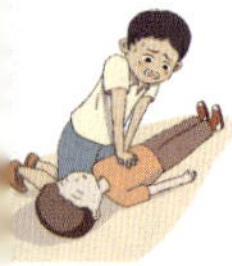

操作视频

视频 2-3　气道异物清除术——海姆立克急救法

知识链接

海姆立克腹部冲击法

海姆立克教授是美国的一位医生，从事外科治疗工作多年，在临床实践中，他被大量的因食物、各类异物造成呼吸道梗阻而致死的病例震惊。在急诊急救中，医生常常采用拍打患者背部或将手指伸进患者口腔或咽喉去取的办法排除异物，其结果不仅无效反而使异物进到呼吸道的更深处。经过反复研究和多次的动物实验，海姆立克发明了利用肺部残留气体形成气流冲出异物的急救方法。1975 年 10 月，美国医学会以他的名字命名了这个急救方法——海姆立克腹部冲击法。《世界名人录》称海姆立克为“世界上拯救生命最多的人”。

第四节 止血术

一、情景案例

李同学，男，14 岁，在晨跑时不慎摔倒，当即感到右手掌、右侧膝盖剧烈疼痛，伴有出血。周围同学见状立即呼叫老师，请求帮助。老师到现场查看后马上拨打“120”急救电话并呼叫校医，校医到达现场予初步止血、包扎处理，并陪同李同学至附近医院急诊科就诊。

二、相关知识

（一）概述

血液是维持生命的重要物质，正常成人全身血量占体重的 7%～8%。当失血量达到全身总血量的20%时，伤病员可出现脸色苍白、出冷汗、呼吸急促、意识模糊、血压下降等症状。伤病员在短时间内大量出血可发生严重并发症，甚至危及生命。因此，出血是最需要救治的急症之一。

止血的目的是控制出血、维持有效循环血量、防止发生休克和挽救生命。

（二）分类

按照血管损伤的种类可将出血分为以下三类。

1. 动脉出血

出血速度快、量大，鲜红色血液呈喷射状从伤口涌出，在短时间内会危及伤病员生命，必须立刻止血。

2. 静脉出血

出血速度稍慢、量中等，暗红色血液持续向外溢出，相比于动脉出血易于止血。

3. 毛细血管出血

鲜红色血液缓慢渗出，可自行凝固，危险性较小。

（三）常用止血材料

无菌敷料、绷带、三角巾、创可贴、胶布、各种止血带。紧急情况下可就地取材，如可将毛巾、手绢、布料、衣服等作为止血材料。

三、常见止血方法

（一）直接压迫止血法

该方法是最直接、快速、有效、安全的止血方法，可用于大部分伤口的止血。具体步骤如下。

（1）快速检查伤口内有无异物，如有浅表异物要先取出。若异物刺入较深，切不可盲目取出（图 2-24a）。

（2）用干净的纱布敷料或手帕（大小超过伤口周边至少 3 厘米）等覆盖在伤口上，再用手直接压迫止血，记住必须持续用力压迫（图 2-24b）。

（3）如果敷料被血液浸湿，不必更换，可以再取新的敷料覆盖在原有的敷料上，继续用力压迫止血，并紧急送医或在原地等待救护车到来（图 2-24c）。

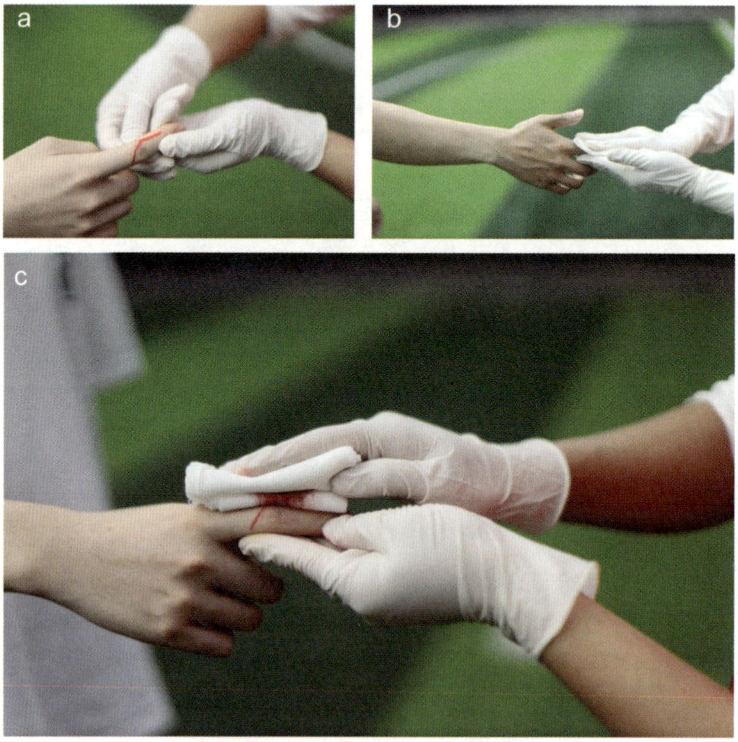

图 2-24　直接压迫止血法

（二）加压包扎止血法

该方法是指在直接压迫止血的同时再用绷带或三角巾加压包扎。具体步骤如下。

（1）急救员首先采用直接压迫止血（图 2-25a），再用绷带或三角巾环绕敷料加压包扎（图 2-25b）。

（2）包扎后必须检查肢体末端血液循环情况，避免过度压迫导致肢体缺血坏死。

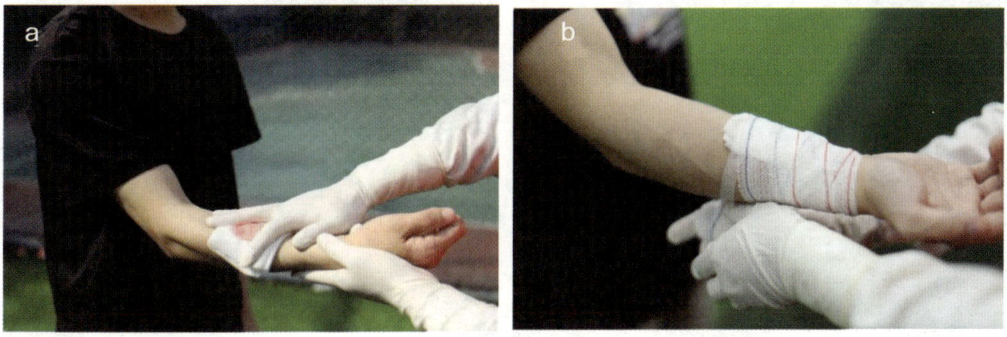

图 2-25　加压包扎止血法

（三）止血带止血法

该方法适用于加压包扎止血效果不理想的四肢大血管损伤。事发现场往往没有专用的止血带，可根据现场情况就地取材，利用红领巾、领带、三角巾、围巾、衣服等作为止血布带，采用绞棒止血带止血法进行止血。使用止血带的救护员必须经过专门的救护培训。具体步骤如下。

（1）将准备的布料折叠成 10~15 厘米宽平整的条状带。

（2）垫衬垫（可用毛巾、平整的衣物等）。部位：上肢出血，在上臂的中上 1/3 处（图 2-26a）；下肢出血，在大腿的中上部，近腹股沟处。

（3）用折叠好的条状带在衬垫上加压绕肢体一周，两端向前拉紧，打一个活结（图 2-26b）。

（4）选一根绞棒（如笔、筷子、小木棍等）插入止血布带的外圈内，然后提起绞棒顺时针旋转绞紧至伤口停止出血为止，绞棒不可加压过紧，应以触摸不到远端动脉搏动为宜（图 2-26c）。

（5）将绞棒的另一端插入活结的环内，拉紧活结，打结固定（图 2-26d）。

（6）扎好止血带后，在扎止血带处或手腕部位注明扎止血带的日期、时间（标注格式为 24 小时制）（图 2-26e）。

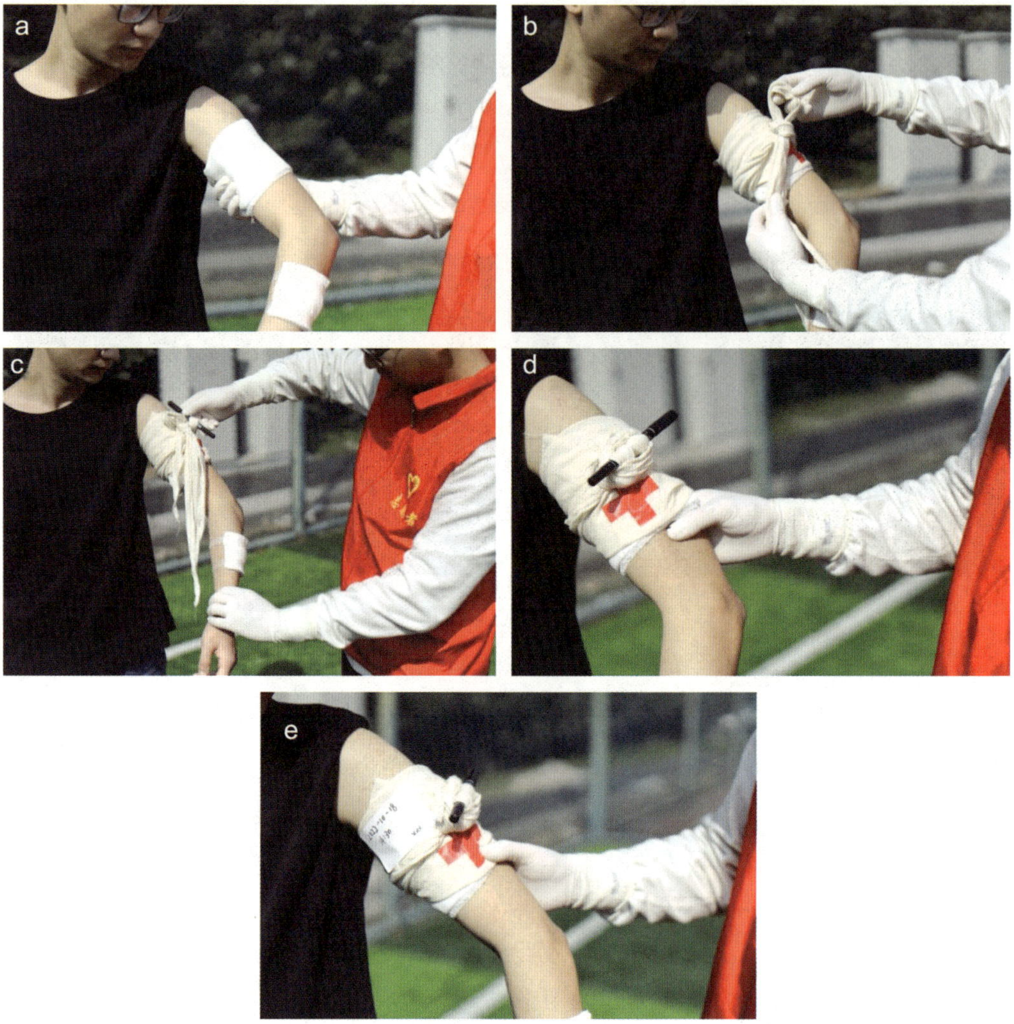

图 2-26　绞棒止血带止血法

操作视频

扫一扫

视频 2-4　绞棒止血法

四、注意事项

（1）止血时必须抬高伤侧肢体以提高止血效果。

（2）包扎止血之前勿在伤口处使用含有异物的敷料，如含毛絮较多的布料、面纸等材料。

（3）止血带应扎在伤口的近心端，上肢结扎应在上臂的中上 1/3 处，下肢结扎应在大腿中上部，尽量靠近腹股沟。

（4）止血带松紧适宜，以创面出血明显停止时的最小压力为宜。

（5）止血带勿直接接触皮肤，止血带下应加衬垫。紧急情况下可就地取材，利用三角巾、围巾、领带、衣服、床单等作为布带止血带（宽度 10~15 厘米），切忌用绳索、铁丝、电线等代替止血带加压止血。

（6）结扎好止血带后，在显著部位做标记，注明结扎时间（24 小时制），并精确到分钟。

（7）扎止血带时间越短越好，总时间不应超过 2 小时。院外急救时，止血带一旦使用则不建议松开，除非得到可以替代的彻底止血的救治。

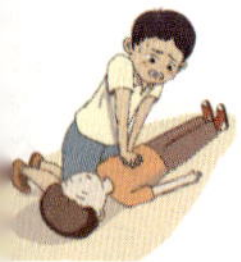

第五节 包扎术

一、情景案例

李同学，男，14 岁，课间休息期间下楼梯时不慎滑落，头部撞击地面，导致前额有一裂口，少量出血。周围同学见状，连忙呼叫班主任老师。班主任和校医迅速到达现场，一边拨打“120”急救电话，一边予初步消毒、止血、包扎处理后送至医院急诊科就诊。

二、相关知识

（一）概述

伤口是细菌入侵人体的门户，如果伤口被细菌污染，可能会引起相应的细菌感染，危害伤病员的健康。而快速、准确地包扎伤口是创伤救护的关键环节，它能够起到快速止血、减轻疼痛，保护伤口、减少感染，保护内脏和血管、神经、肌腱等重要解剖结构，固定敷料，利于伤病员安全转运等作用。

（二）常用包扎材料

常用包扎材料有创可贴、尼龙网套、三角巾、绷带、弹力绷带、胶带等，也可现场就地取材，如手帕、毛巾、衣服等。

三、常见包扎方法

（一）绷带包扎法（表 2-1）

表 2-1　各种绷带包扎方法及其适用范围

名称	包扎方法	适用范围
螺旋包扎法	以环形包扎法缠绕两圈（图 2-27a），再稍微倾斜螺旋向上缠绕包扎，缠绕时每一圈压住前一圈的 1/3～1/2（图 2-27b）	包扎粗细相同的部位，如大腿、上臂、躯干等处
螺旋反折包扎法	以环形包扎法缠绕两圈（图 2-28a），再螺旋向上缠绕，缠绕时每一圈均将绷带向下反折，并压住上一圈的 1/3～1/2；反折时，用左手拇指按住绷带的正中处，右手将绷带向下反折向后绕并拉紧（图 2-28b，图 2-28c），反折处应位于同一轴线，并避开伤口处（图 2-28d）	肢体上下直径不等部位的包扎，如前臂、小腿等
“8”字形包扎法	在伤处做环形缠绕，再将绷带自下而上、自上而下重复做“8”字形旋转缠绕（图 2-29a，图 2-29b），每一圈均遮住上一圈的 1/3～1/2（图 2-29c，图 2-29d）	屈曲的关节处，如肘、手掌、踝、膝盖等，选用弹力绷带最佳
回返式包扎法	用大块辅料完全包裹伤口（图 2-30a），以环形包扎开始（图 2-30b），在一侧将绷带固定，向上反折，反折后绷带绕过肢体残端到另一侧固定，再反折（图 2-30c），如此反复包扎，每一来回均覆盖前一来回的 1/3～1/2（图 2-30d），直至包裹住整个残端，最后将绷带在反折处缠绕数圈压紧固定（图 2-30e，图 2-30f）	头顶部、肢体末端或断肢部位

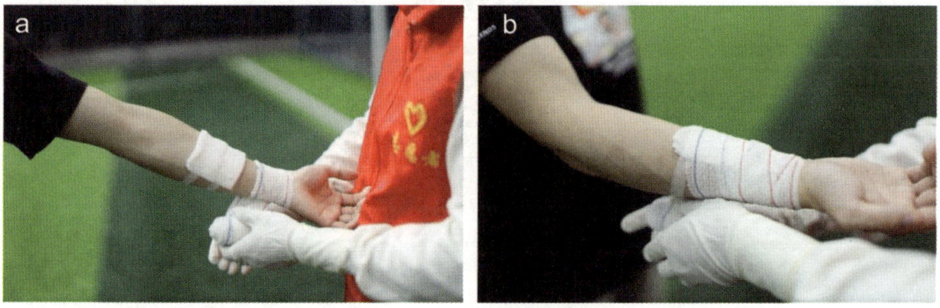

图 2-27　螺旋包扎法

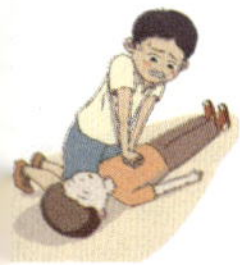

操作视频

视频 2-5　螺旋包扎法

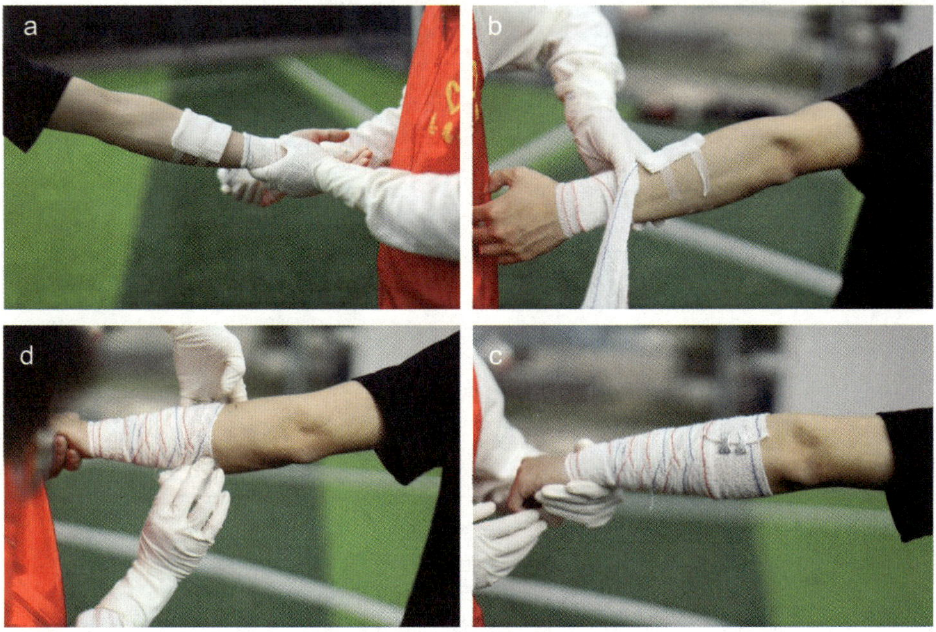

图 2-28　螺旋反折包扎法

操作视频

视频 2-6　螺旋反折包扎法

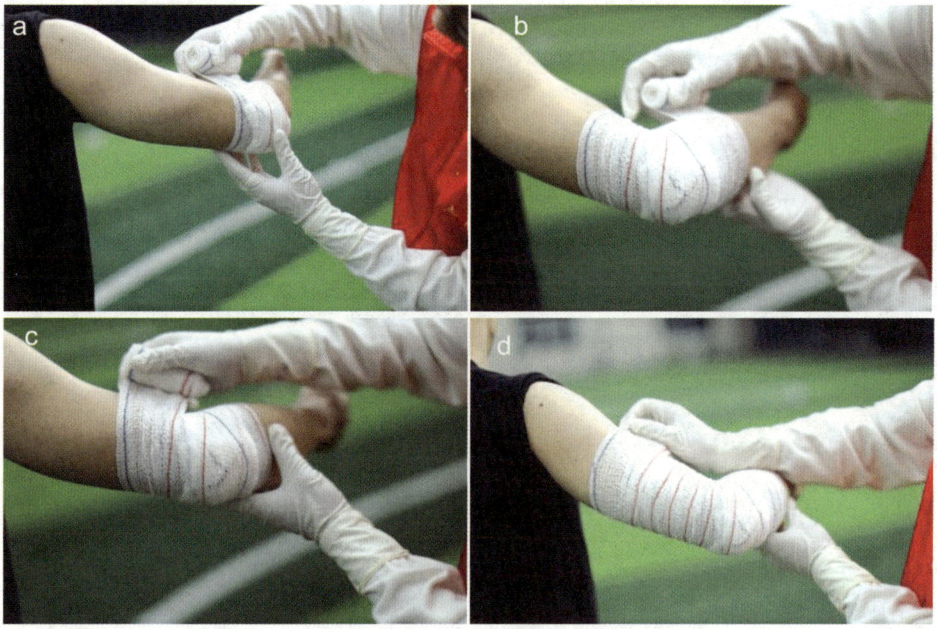

图 2-29 "8"字形包扎法

操作视频

视频 2-7 "8"字形包扎法

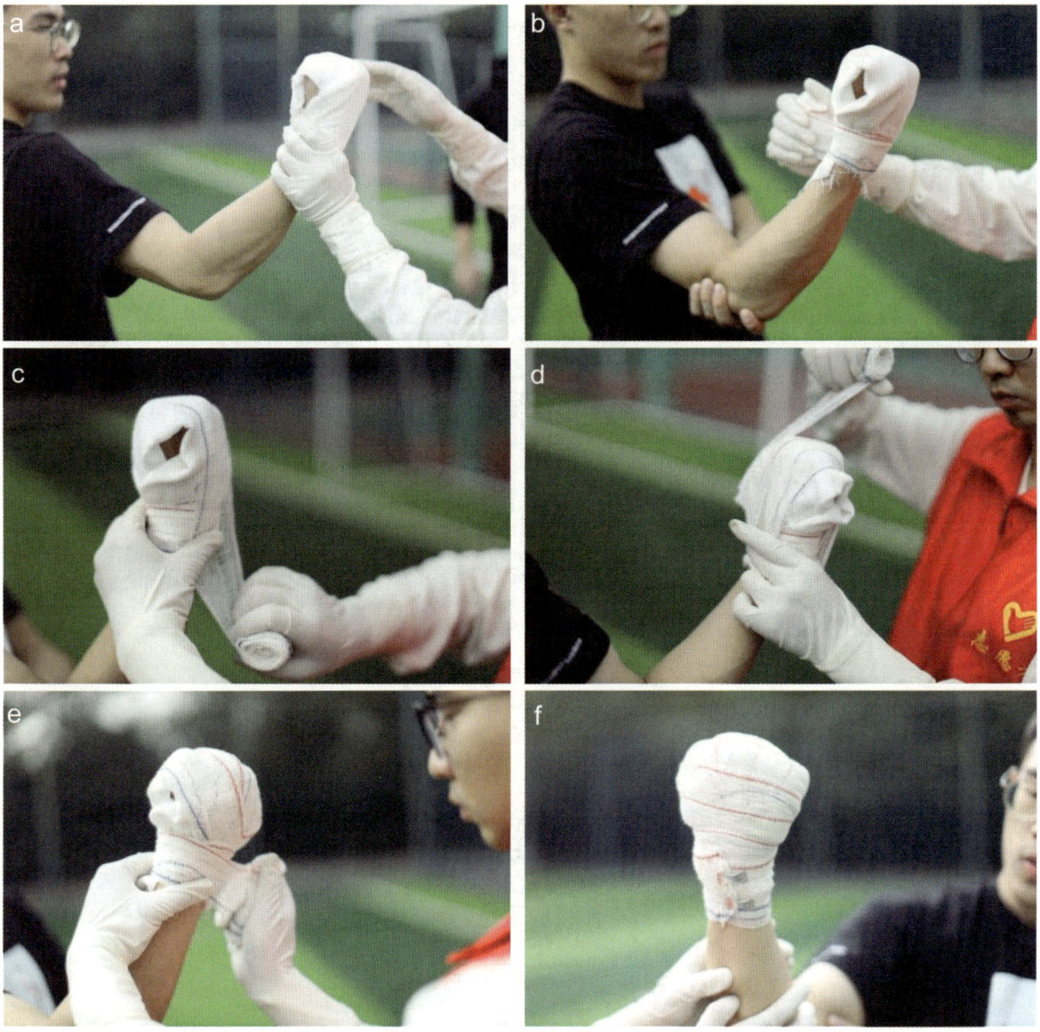

图 2-30　回返式包扎法

操作视频

扫一扫

视频 2-8　回返式包扎法

（二）三角巾包扎法

1. 头部三角巾包扎法

将三角巾的底边折叠成约两横指宽，三角巾底边正中置于伤病员前额齐眉处压紧

（图 2-31a），顶角覆盖头顶置于枕后，将三角巾的两底角经耳上拉向头后部在枕骨下方交叉（图 2-31b），压住顶角后再沿底边绕向前额一侧打结（图 2-31c）。最后将顶角拉紧，折叠后嵌入底边内（图 2-31d）。

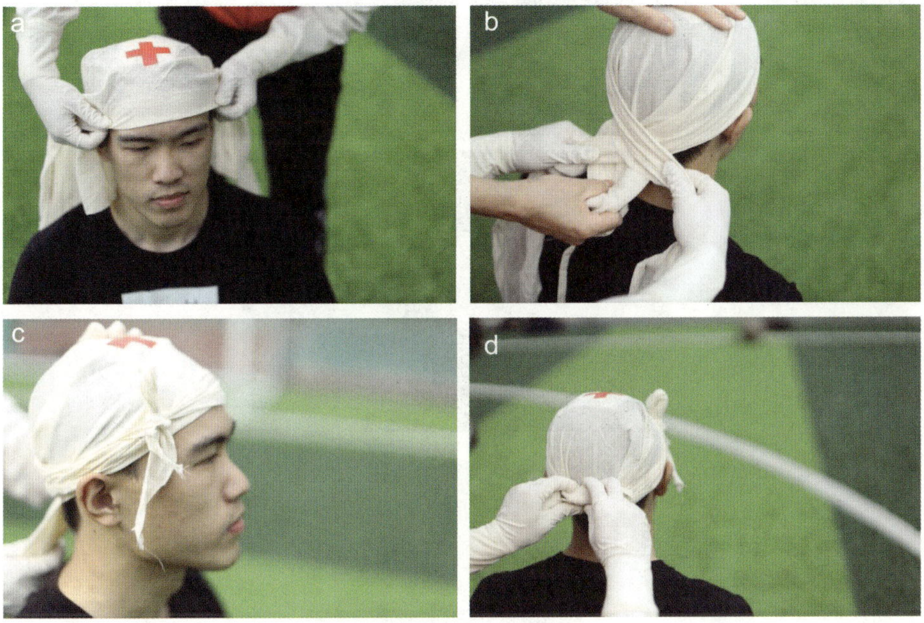

图 2-31　头部三角巾包扎法

操作视频

扫一扫

视频 2-9　头部三角巾包扎法

2. 单肩三角巾包扎法

将三角巾两底角折叠成燕尾式，形成的燕尾夹角约为 90°，燕尾夹角对准伤侧颈部将三角巾覆盖伤侧肩部，大片在后压住小片（图 2-32a），燕尾底边形成的两角包绕上臂在腋下打结（图 2-32b），拉紧燕尾两底角，分别经胸、背部至对侧腋下打结（图 2-32c）。

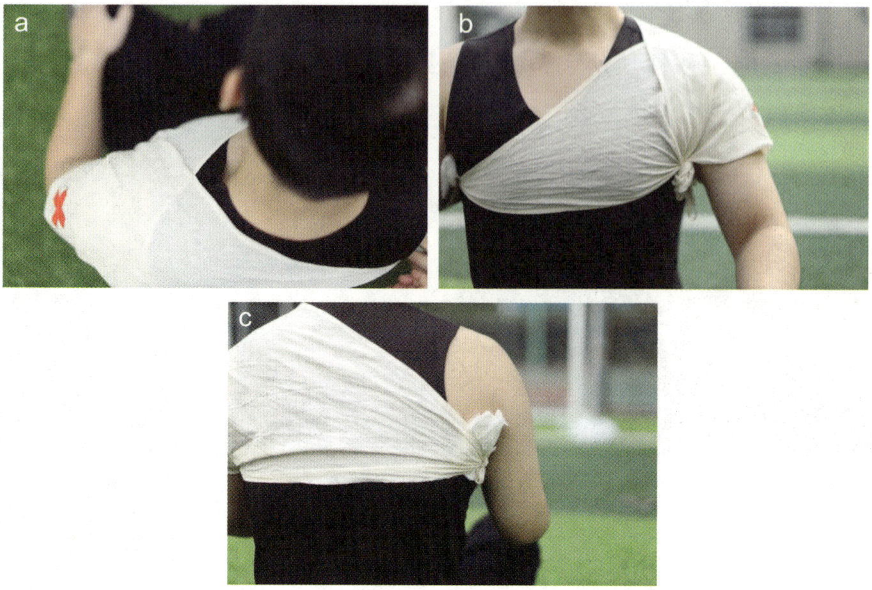

图 2-32　单肩三角巾包扎法

操作视频

视频 2-10　单肩三角巾包扎法

3. 双侧胸部三角巾包扎法

将三角巾两底角折叠成燕尾式，燕尾夹角约为 100°，折叠好的三角巾底边中央位于胸部下方，底边反折约两横指（图 2-33a），两底角拉至背后打结，再将顶角上的带子与底角结打到一起（图 2-33b）。

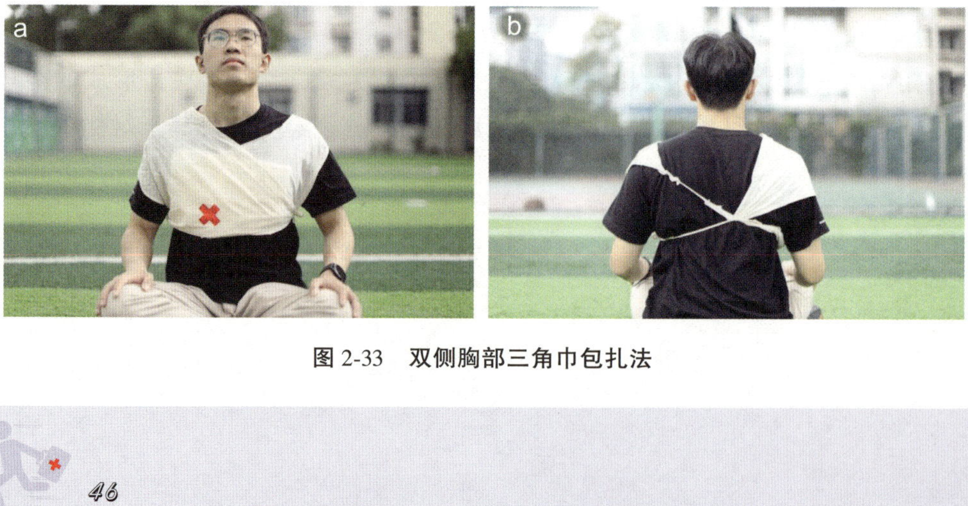

图 2-33　双侧胸部三角巾包扎法

操作视频

视频 2-11　双侧胸部三角巾包扎法

4. 三角巾腹部包扎法

将三角巾两底角折叠成燕尾式，燕尾夹角约为 60°，折叠好的三角巾底边横放于腹部，将三角巾的大片置于伤侧腹部，压住后面的小片（图 2-34a），顶角与底边中央在伤侧对侧腰腹部打结固定，两底角绕过伤侧大腿根部打结固定（图 2-34b）。

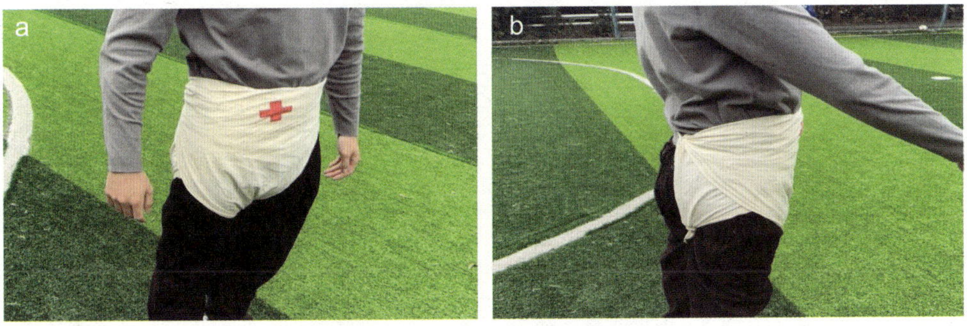

图 2-34　三角巾腹部包扎法

5. 三角巾上肢悬吊包扎法

三角巾顶角朝向伤侧肢体，将三角巾底边的一端置于健侧肩部，屈曲伤侧肘部，将前臂放在三角巾上，然后将三角巾反向上折，使底边另一端到伤侧肩部，在颈后与另一端在健侧打结，将三角巾顶角折平打结，或用安全别针固定，此为大悬臂带（图 2-35a）。也可将三角巾折叠成带状，悬吊伤肢两端于颈后打结，即为小悬臂带。最后要检查伤病员肢体远端的血液循环情况（图 2-35b）。

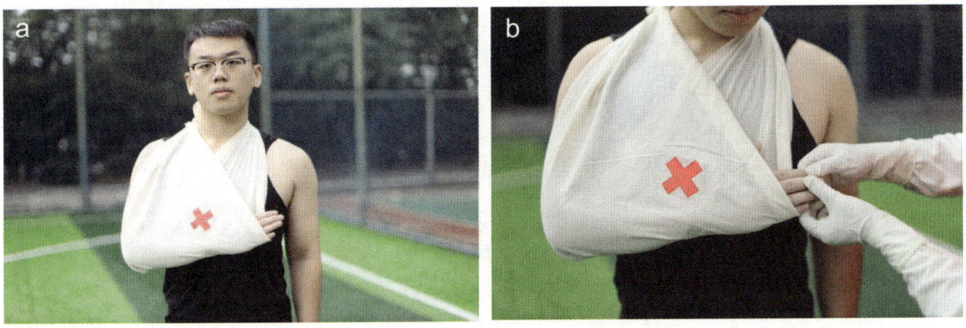

图 2-35　三角巾上肢悬吊包扎法

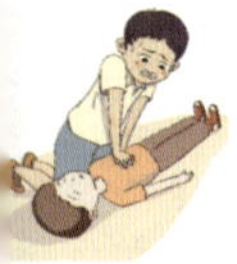

四、注意事项

（1）伤口先处理再包扎：包扎前伤口要先止血处理，简单清创并盖上敷料，然后再包扎。

（2）包扎必须利于血液循环：包扎方向应从远心端向近心端，以利于静脉血液回流。包扎四肢时应充分暴露肢体末端，以便于观察末梢血液循环。包扎要牢固，但不能过紧，以免影响血运。

（3）包扎时做好防护：禁止用手直接接触伤口，避免用水冲洗伤口，禁止将脱出体外的内脏回纳。包扎时伤病员取舒适体位，伤肢取功能位，皮肤褶皱处与骨隆凸处要用棉垫或纱布衬垫。

（4）打结位置恰当：绷带固定时的结应放在肢体外侧面，严禁在伤口、骨隆突处和易于受压的部位打结。

第六节 固定术

一、情景案例

李同学，男，14 岁，在楼道内奔跑时不慎踩空，摔倒在地，当即左下肢不能动弹，活动受限，随即左下肢肿胀，疼痛加剧。见此状，好朋友刘同学立即呼叫班主任老师，班主任抵达现场后怀疑李同学发生了骨折，第一时间进行现场固定。

二、相关知识

（一）概述

现场骨折固定是创伤救护的一项基本技能。正确良好的固定能迅速减轻伤病员伤痛、减少出血，避免脊髓、神经和血管等重要组织和脏器的损伤，也是搬运伤病员的基础，有利于转运后的进一步治疗。如果现场环境安全，专业急救人员能够迅速到达，应保持伤病员原有的体位不动（制动）。

（二）常用固定材料

常用固定材料包括头部固定器、颈托、脊柱板、四肢夹板。若无专业急救物品，可使用木条、门板、衣服、毛巾、杂志等对伤病员进行固定。

三、现场救治流程

不同的现场救治方法有不同的救治流程，以四肢固定为例分述如下。

（一）上臂骨折固定

上臂骨折常见于肱骨干骨折。肱骨干骨折由摔伤、撞伤和击伤所致。上臂肿胀、淤血、疼痛，有移位时出现畸形，上肢活动受限。桡神经紧贴肱骨干，易损伤。固定时，骨折处要加厚衬垫，以防止神经损伤。

无夹板时，用一条三角巾将前臂呈功能位悬吊于胸前，用另一条三角巾把上臂固定在胸部。

有一块夹板时，夹板置于上臂外侧（图 2-36a），从肘部到肩部，放衬垫用绷带或三角巾固定骨折的上下端（图 2-36b），屈曲肘关节 90°（屈肘位），用小悬臂带将上肢悬吊于胸前，用另一条三角巾通过上臂骨折的上下端，绕过胸廓在对侧打结固定（图 2-36c）。

有两块夹板时，夹板分别置于上臂的后外侧和前内侧，用绷带固定骨折的上下端。保持屈曲肘关节 90°，用小悬臂带将上肢悬吊于胸前。

指端外露，检查末梢血液循环。

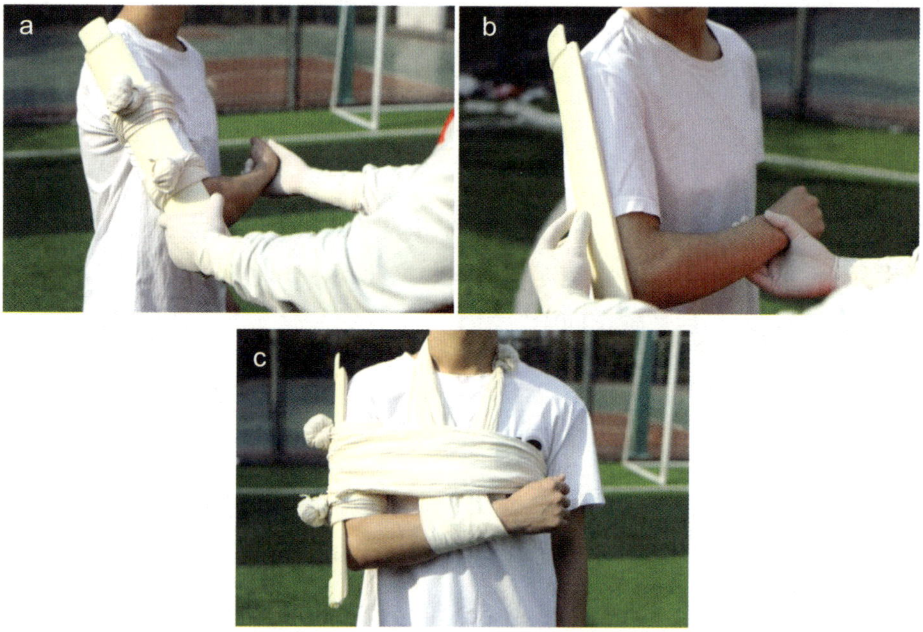

图 2-36　上臂骨折夹板固定

操作视频

扫一扫

视频 2-12　上臂骨折夹板固定

（二）前臂骨折固定

前臂骨折可为尺骨或桡骨骨折，也可为尺骨、桡骨双骨折。前臂骨折相对固定，血管神经损伤概率较小。

无夹板时，将伤侧前臂屈曲，手端略高，用一条三角巾悬挂于胸前，再用另一条三角巾将伤臂固定于胸前。

有夹板固定时，使伤侧肢体屈曲 90°，拇指在上。

只有一块夹板时置于前臂外侧。有两块夹板时，分别置于前臂内外侧，放衬垫（图 2-37a），用绷带或三角巾固定骨折的上下端（图 2-37b），屈曲肘关节 90°（屈肘位），用大悬臂带将上肢悬吊于胸前（图 2-37c）。

指端外露，检查末梢血液循环。

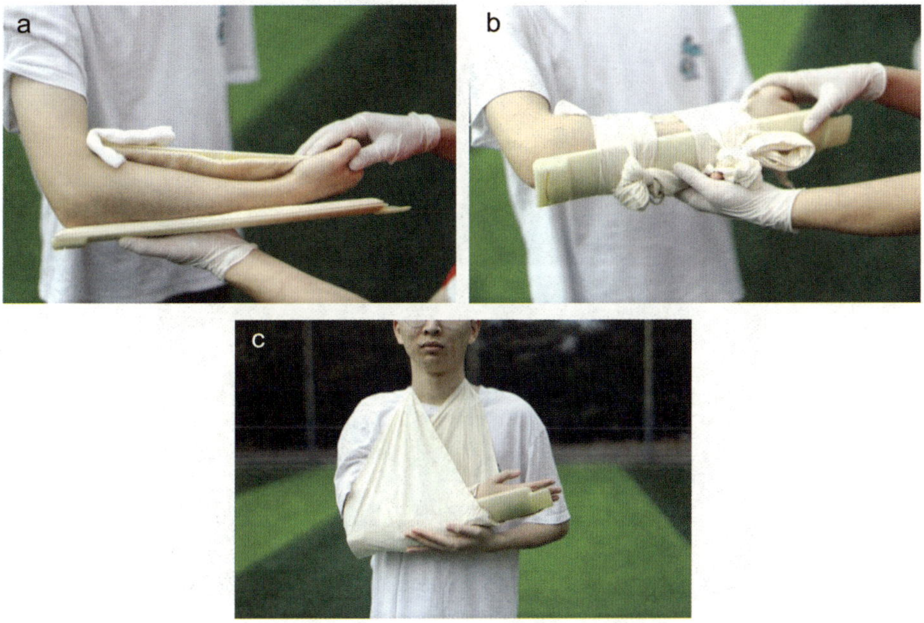

图 2-37　前臂骨折夹板固定

操作视频

扫一扫

视频 2-13　前臂骨折夹板固定

（三）大腿骨折固定

大腿骨粗大，骨折常由巨大外力如车祸、高空坠落及重物砸伤所致，患者损伤严重，出血多，易出现休克。骨折后大腿肿胀、疼痛、变形或缩短。

若只有一块夹板，则放于伤腿的外侧，从腋下至足部，内侧夹板用健肢代替，在腋下及膝关节、踝关节等骨隆突部位放棉垫保护，空隙处用柔软物品填实（图 2-38a）；用宽带或三角巾固定7个部位，先固定骨折上下两端，再固定腋下、腰部、髋部、小腿及踝部；足部用宽带"8"字形固定，使脚掌与小腿成直角功能位（图2-38b）。

若有两块夹板，将长夹板置于腋窝至足跟，将短夹板置于大腿根部至足跟，固定方法同上。

若无夹板，可将两下肢并紧，中间加衬垫，将健侧肢体与伤肢分段固定在一起。

趾端外露，检查末梢血液循环。

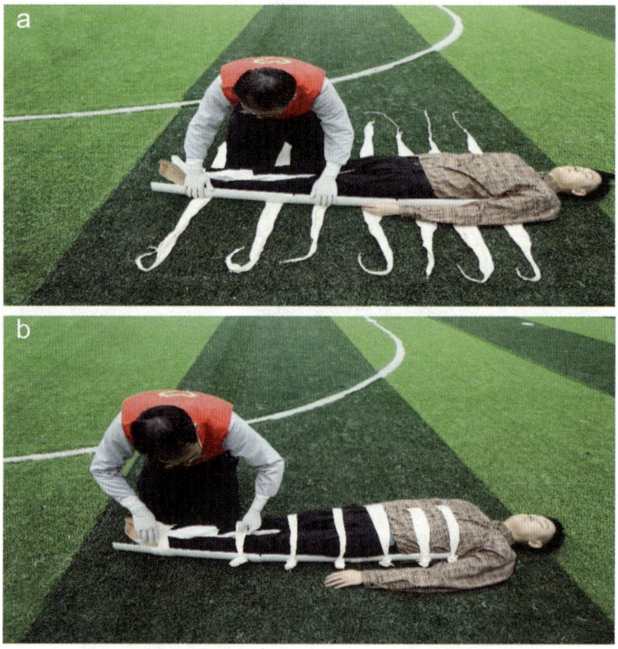

图2-38 大腿骨折一块夹板固定

操作视频

视频2-14 大腿骨折夹板固定（一块夹板）

（四）小腿骨折固定

取两块夹板，长夹板置于患肢外侧从髋关节至外踝，短夹板置于患肢大腿内侧从根部至内踝；在膝关节、踝关节等骨隆突部位放置棉垫保护，空隙处用柔软物品填实（图2-39a）；用宽带或三角巾固定患者的5个部位，先固定骨折上下两端，再固定髋部、大腿及踝部；足部用宽带"8"字形固定，使脚掌与小腿成直角功能位（图2-39b）。

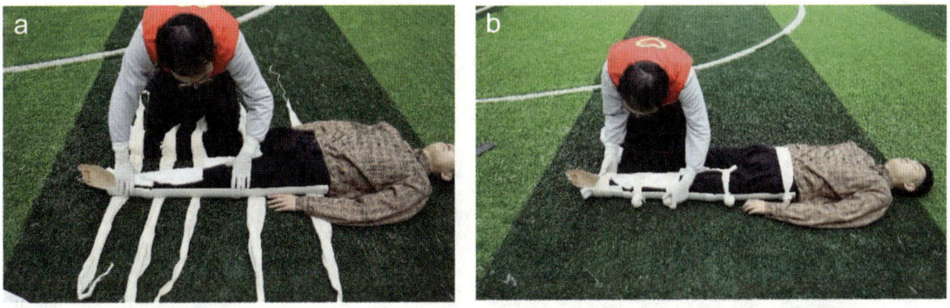

图 2-39　小腿骨折两块夹板固定

操作视频

视频 2-15　小腿骨折夹板固定（两块夹板）

无夹板时，健肢固定与大腿固定相同。可用四条宽带或三角巾固定（图 2-40a），先固定骨折上下两端，再固定大腿，足部用宽带“8”字形固定（图 2-40b）。

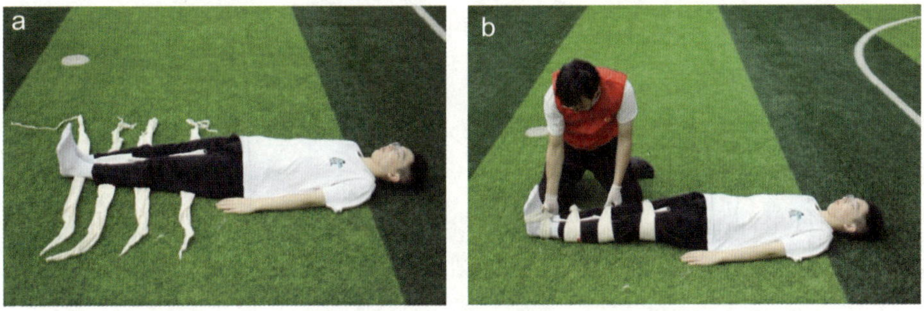

图 2-40　小腿骨折健肢固定

操作视频

视频 2-16　小腿骨折健肢固定

（五）颈椎骨折固定

用手固定伤病员头部为正中位；将五指并拢，测量伤病员锁骨至下颌角之间的宽

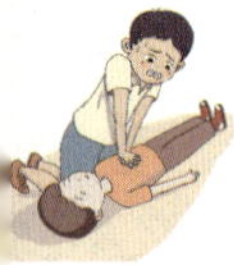

度（颈部高度）（图 2-41a）。根据伤病员颈部的高度选择合适的颈托或调节颈托至合适的宽度（图 2-41b）；先将颈托上固定红点对准一侧下颌角，固定颈托于下颌部，另一侧从颈后环绕，两端粘贴固定（图 2-41c，图 2-41d）。

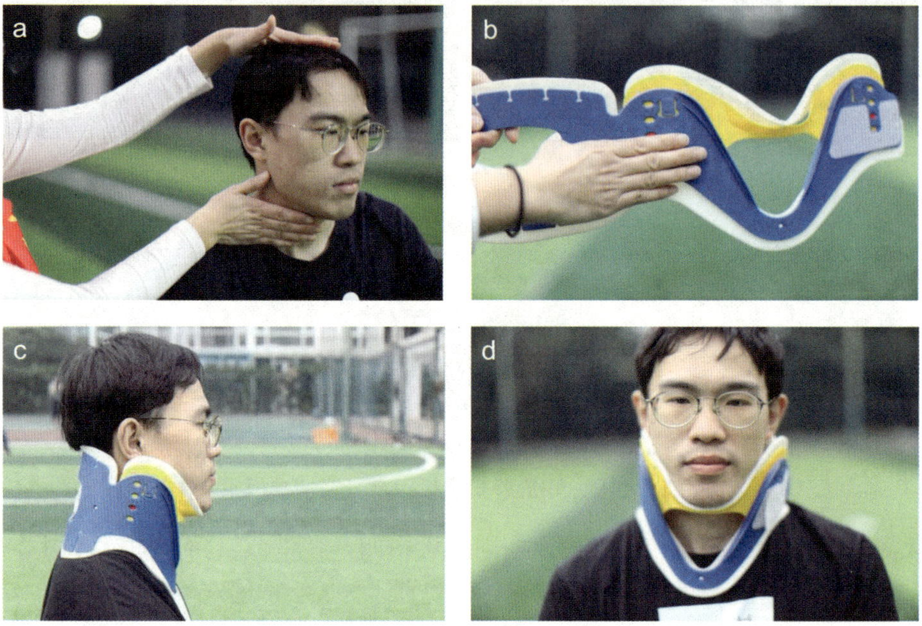

图 2-41　颈椎骨折固定

（六）骨盆骨折固定

车祸、高空坠落、砸伤等常常可造成骨盆骨折。骨盆骨折常合并内脏损伤，因骨盆血运丰富，骨折后易发生大出血。

安置伤病员呈仰卧位，用宽布带或三角巾从臀后向前绕骨盆捆扎紧，在下腹部打结固定；双下肢屈曲，膝间放置衬垫，用绷带捆扎固定，在膝下垫软枕。（图 2-42）。

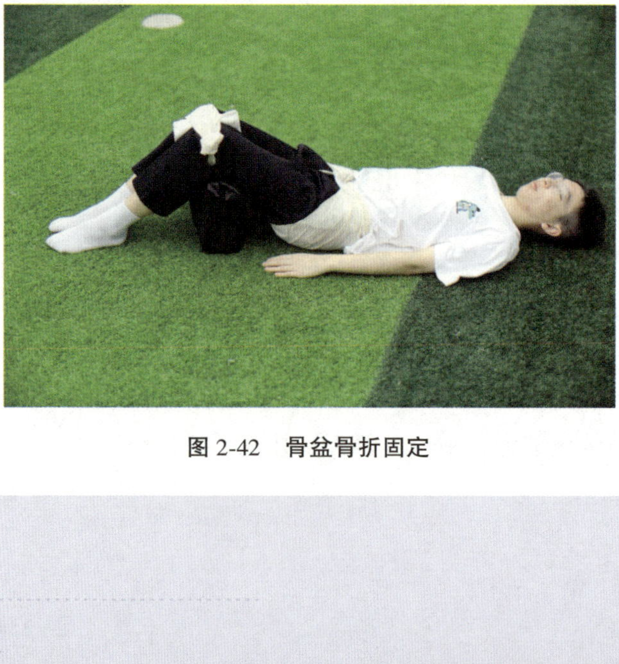

图 2-42　骨盆骨折固定

操作视频

视频 2-17　骨盆骨折固定

四、注意事项

（1）先止血、包扎，再固定、搬运。

（2）夹板与皮肤、关节、骨隆突部位之间应加衬垫。

（3）夹板的长度以能将骨折处的上下关节一同固定为宜。

（4）上肢固定时，应呈屈肘位；下肢固定时，肢体要伸（拉）直。

（5）骨折断端暴露，切忌拉动、回纳；开放性骨折现场切忌冲洗、涂药。

（6）充分暴露肢体末端，以便观察末梢血液循环。

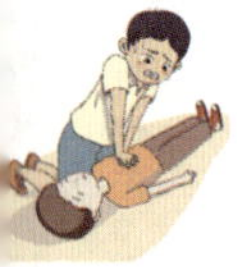

第七节 搬运术

一、情景案例

李同学，男，14 岁，在楼道内奔跑时不慎踩空，摔倒在地，当即左下肢不能动弹，活动受限，随即左下肢肿胀，疼痛加剧。校医到场后怀疑骨折，经现场固定、搬运后，送医院急诊科进一步检查。

二、相关知识

（一）概述

搬运是将伤病员从事发现场移动至担架、救护车等的过程。

如果现场环境安全，尽量不要移动伤病员，应就地开展救护，在专业救护人员到来前，为挽救伤病员生命、防止伤病恶化争取时间。只有在现场环境不安全或受局部环境限制无法实施救护时，方可搬运伤病员。在创伤救护中实施搬运是为了使伤病员尽快脱离危险区。

（二）搬运护送原则

（1）应有利于伤病员的安全和进一步救治。

（2）搬运前应做必要的处理，如止血、包扎、固定。

（3）根据伤病员的情况和现场条件，选择适当的搬运方法，防止发生二次损伤。

（4）注意伤病员伤情变化，及时采取救护措施。

三、现场救治流程

（一）徒手搬运法

适用于转运路途较近、病情较轻的伤病员，具体有单人搬运法、双人搬运法、多人搬运法。

1. 单人搬运法

（1）扶行法：适用于搬运单侧下肢有轻微伤但没有骨折，两侧或一侧上肢没有受伤，在救护员的帮助下能行走的清醒伤病员（图 2-43）。

（2）抱持法：适用于搬运受伤儿童、体重较轻的伤病员（图 2-44）。

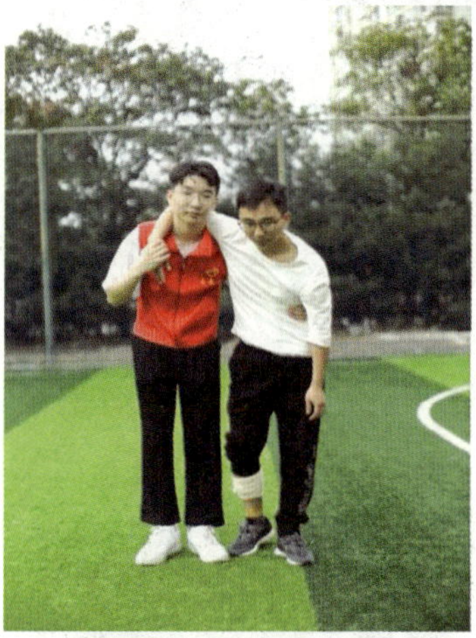

图 2-43 扶行法

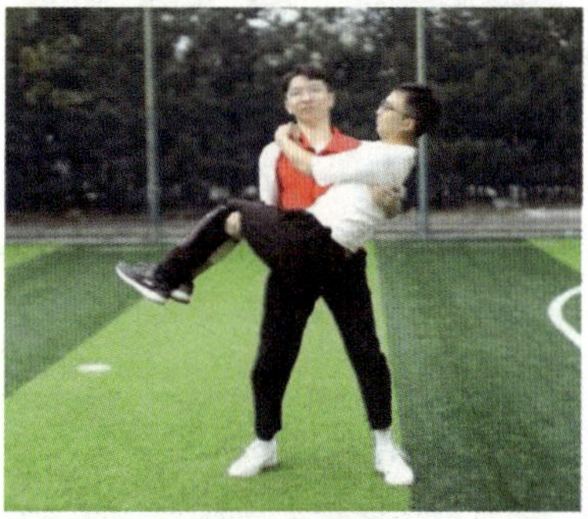

图 2-44 抱持法

（3）背负法：适用于搬运意识清醒、年幼或老弱、体型较小、体重较轻，两侧上肢没有受伤或仅有轻伤没有骨折的伤病员（图 2-45a，图 2-45b）。

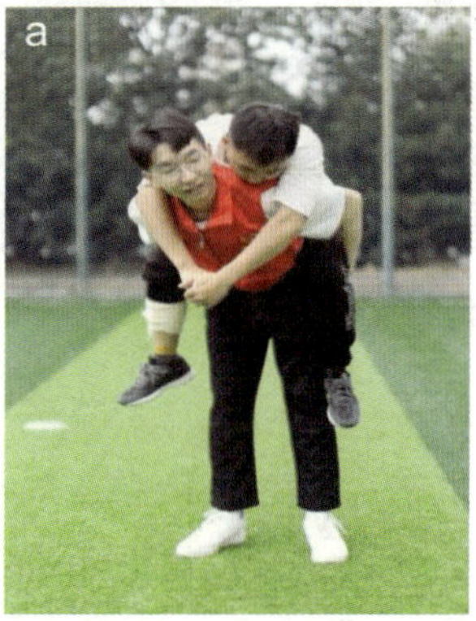

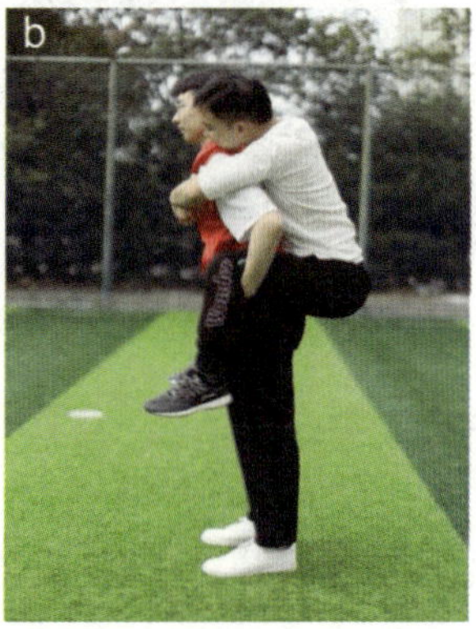

图 2-45 背负法

2. 双人搬运法

（1）双人抬轿法：适用于搬运无脊柱、骨盆及大腿骨折，能用双手或一只手抓紧救护员的伤病员。

两名救护员面对面各自用左手紧握自己的右手腕，右手再紧握对方的左手腕，组成杠轿（图 2-46），救护员蹲下，伤病员将两手臂分别放置于救护员的颈后，坐在杠轿上。两名救护员慢慢抬起伤病员，站立，移动时保持步调一致（图 2-47）。

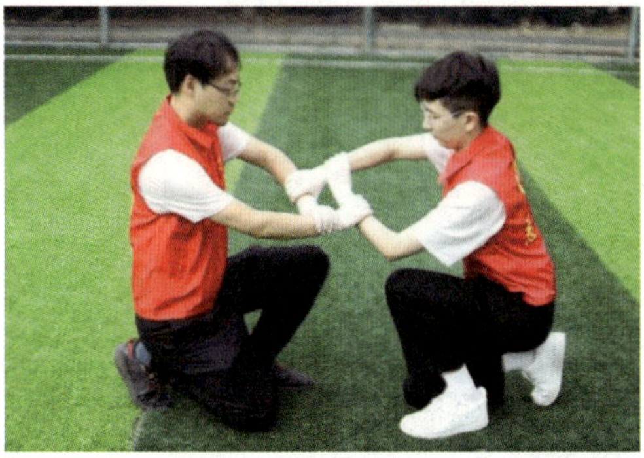

图 2-46　自制杠轿

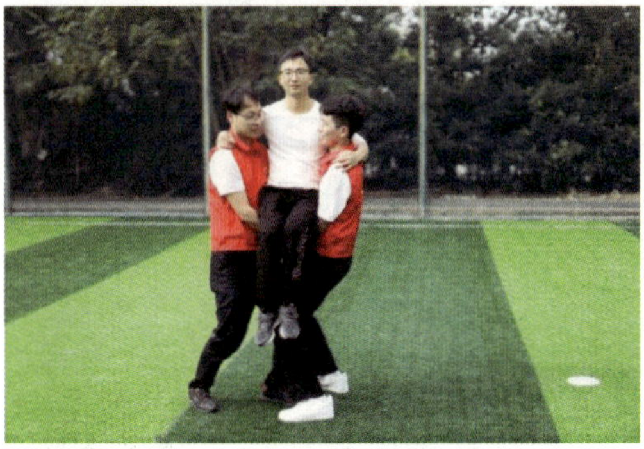

图 2-47　杠轿搬运

（2）两人拉车法：适用于在狭窄的地方搬运无上肢、脊柱、骨盆及下肢骨折的伤病员（图 2-48）。

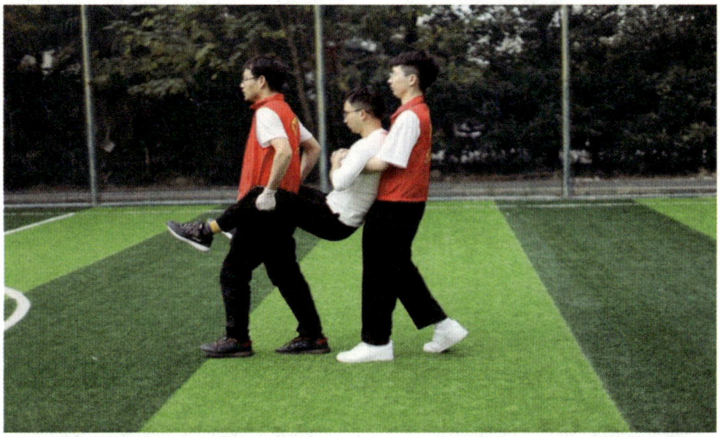

图 2-48　两人拉车法

3. 多人搬运法

适用于将脊柱、脊髓损伤的伤病员从担架上抬起或放入担架，以及短距离搬运。

对于颈椎损伤的伤病员，一般由 4 人一起搬运：1 名救护员在伤病员的头侧，双手用头部固定方法（头锁）固定头颈部，有条件时戴上颈托；另外 3 名救护员在伤病员的同一侧，分别在伤病员的肩背部、腰臀部和膝踝部，双手掌平伸到伤病员的对侧（图 2-49a）；4 人均单膝跪地，由伤病员头部的救护员指挥，4 人同时用力，保持伤病员的脊柱为一轴线，平稳抬起伤病员，放于救护员腿上（图 2-49b）。如需短距离搬运，则救护员应将伤病员抱至胸部，保持伤病员的脊柱为一轴线，4 人协调前行（图 2-49c）。

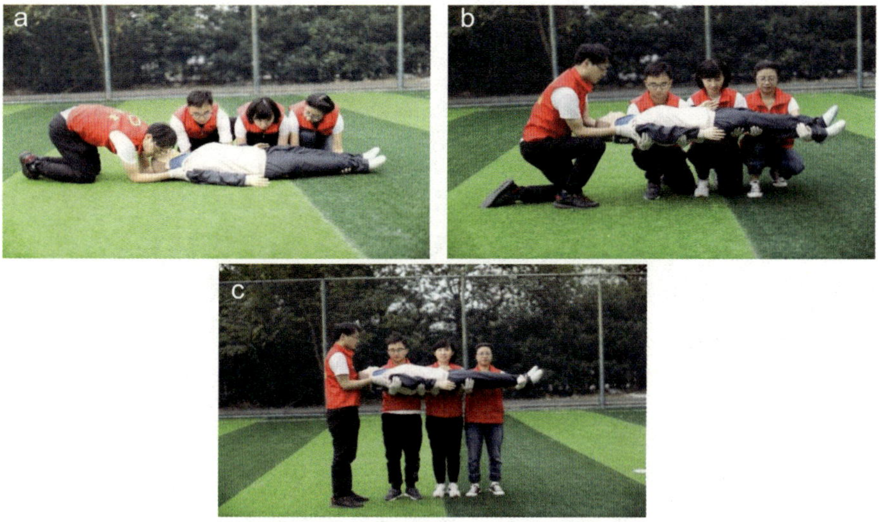

图 2-49　颈椎损伤 4 人搬运法

（二）担架搬运法

适用于转运路途较远、病情较重的伤病员。

救护员 3~4 人一组，将伤病员移上担架，并将伤病员固定在担架上，伤病员头在后、脚在前，便于后面的救护员随时观察病情；上坡时伤病员头在前，下坡时头在后；救护员脚步行动要一致，保持担架平稳向前；夏季要防暑，冬季要保暖；途中严密观察伤病员情况。

四、注意事项

（1）搬运方法恰当。根据不同的伤情和环境采取不同的搬运方法，防止发生二次损伤，必要时不搬运，原地等待救援。

（2）搬运途中注意安全。搬运途中要防止皮肤压伤或缺血坏死，防止坠落等。脊柱损伤患者搬运时要注意始终保持轴线位。

知识链接

创伤中心

创伤是当今世界范围内的一个重大公共卫生问题，位列我国死亡原因第五位，是 45 岁以下人群的首位致死因素。在创伤救治领域，时间就是生命，素有“黄金 1 小时”之说。创伤中心通过优化院前流程，能够及时到达救援现场；通过建立院前院内沟通平台，大大缩短院前院内衔接时间；通过配置先进的硬件设施，能够快速完成伤病员的院内评估检查；通过整合院内资源

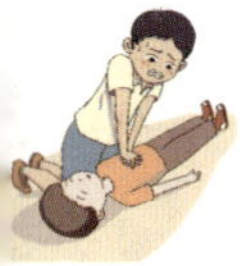

建立多学科实体化创伤救治团队，大大提高创伤救治水平及效率；通过建立创伤复苏单元、创伤手术室、创伤重症监护室、创伤病房，提高创伤患者的救治效率及护理水平，并且缩短住院周期。

以美国为代表的创伤急救体系始于 1973 年，马里兰急救研究所于 1973 年成为美国第一个完全有组织的、遍及马里兰全州、按地域划分的创伤救治系统。在我国，2018 年 6 月 21 日，国家卫生健康委员会在《关于进一步提升创伤救治能力的通知》中明确提出，要创新急诊急救服务模式，进一步推动建立区域性创伤救治体系，提升创伤救治能力，降低创伤患者死亡率及致残率。2019 年 8 月 27 日，国家卫生健康委员会发布通知，为进一步完善创伤医疗服务体系顶层设计，优化创伤医疗资源区域布局，组织制定了《国家创伤医学中心设置标准》《国家创伤区域医疗中心设置标准》。2019 年 9 月，国家决定以北京大学人民医院为主体成立创伤医学中心。2019 年 12 月，北京大学人民医院国家创伤医学中心建设正式启动。各地创伤中心建设政策的频繁出台，标志着我国的创伤中心建设步入快车道。

思考与讨论

1. 下列选项中符合高质量心肺复苏标准的是（　　）。

A. 成人按压频率 120~150 次/分　　B. 成人按压深度 4~5 厘米

C. 每次按压后胸廓完全回复　　D. 通气量通常为最大肺活量

2. 关于 AED 的应用，下列描述中错误的是（　　）。

A. 目击患者倒地应立即使用 AED

B. 心室颤动后每延迟电除颤 1 分钟其死亡率会增加 7%~10%

C. 治疗心室颤动最有效的方法是电除颤

D. 电极片的安放影响除颤效果

3. 对于轻度气道异物梗阻的患者，救护员在现场首先应该做的是（　　）。

A. 立即进行背部叩击　　B. 立即进行腹部冲击

C. 鼓励患者继续咳嗽　　D. 立即按压胸部

4. 多选题：包扎的目的是（　　）。

A. 保护伤口，防止进一步污染，减少感染机会

B. 减少出血，预防休克

C. 保护内脏和血管、神经、肌腱等重要解剖结构

D. 有利于转运伤病员

第三章

校园常见急症的救护

第一节 猝死

一、情景案例

李同学，男，14 岁，参加学校组织的 1 000 米体能测试，测试过程中突然晕厥。周围同学和老师立即上前查看，发现李同学双目紧闭，身体发僵，脸色苍白，嘴唇发黑，立即对其进行人工呼吸等急救处理，同时拨打“120”急救电话并将其送往医院。急诊医生检查发现患者面色青紫、无意识、无脉搏、无呼吸，瞳孔散大固定，判定为临床死亡。

二、相关知识

（一）概念

世界卫生组织（World Health Organization，WHO）将猝死定义为：平素身体健康或貌似健康的患者，在出乎意料的短时间内，因自然疾病而突然死亡。

（二）分类

猝死分为心源性猝死（sudden cardiac death，SCD）和非心源性猝死两类。

1. 心源性猝死

由于心脏原因患者突然死亡（图 3-1）。相关数据表明，在各类猝死中，心源性猝死占比高达 85%，其中冠心病是心源性猝死的主要病因。我国每年心源性猝死的人数高达 54 万，几乎每分钟就有 1 人因心源性猝死而失去生命。

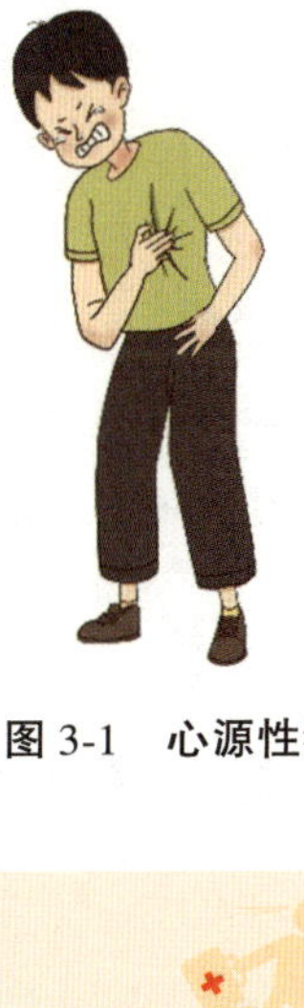

图 3-1　心源性猝死

2. 非心源性猝死

患者因心脏以外原因的疾病导致的突然死亡，主要包括肺梗死、支气管哮喘、急性脑血管疾病、主动脉夹层、严重的电解质紊乱等。

（三）临床表现

猝死可以发生在任何年龄段，其表现特点有以下5个方面。

（1）意识突然丧失，可伴有短阵抽搐和大小便失禁，随即全身松软。

（2）大动脉搏动消失，触摸不到颈动脉搏动。

（3）濒死叹息样呼吸或呼吸停止。

（4）面色苍白或青紫。

（5）双侧瞳孔散大。

尽管猝死的发生难以预料，但实际也是有迹可循的，如心肌梗死引发的猝死，发病前常有异常表现（猝死征兆），如晕厥、心慌、胸背痛、胸闷、气促、疲乏、出汗等。因此，日常生活和工作中出现以上症状应及时就医。

三、现场救治原则

（一）环境评估

确认周围环境安全后再对患者进行施救，以免发生二次伤害。不安全的场所包括繁忙的街道或停车场、电线坠落的区域、存在有毒气体的场所等。

（二）判断意识

轻拍并呼喊患者，以检查患者有无反应。若患者没有反应（不能挪动、说话、眨眼等），应大声呼喊求助。

（三）呼救

立即启动应急反应系统。若只有一人在场，首先拨打“120”急救电话，接通“120”急救电话后将手机置于免提模式，保证急救过程中能和“120”调度员充分沟通；若现场有两人及以上人员在场，应立即实施CPR，并请周围人员协助急救，同时第一时间拨打“120”急救电话并获取AED（如果附近备有AED）。

（四）检查患者呼吸

若患者没有反应，检查其呼吸是否正常。反复扫视患者头部到胸部至少5秒，但不超过10秒，观察患者胸部的起伏。

（五）CPR

如果患者无反应，呼吸停止或仅有濒死叹息样呼吸，应立即实施CPR，包括人工胸外心脏按压（circulation）、开放气道（airway）、人工呼吸（breathing）并尽早除颤（defibrillation）。CPR质量越高，患者存活概率越高。

四、现场救治流程图

现场救治流程如图3-2所示。

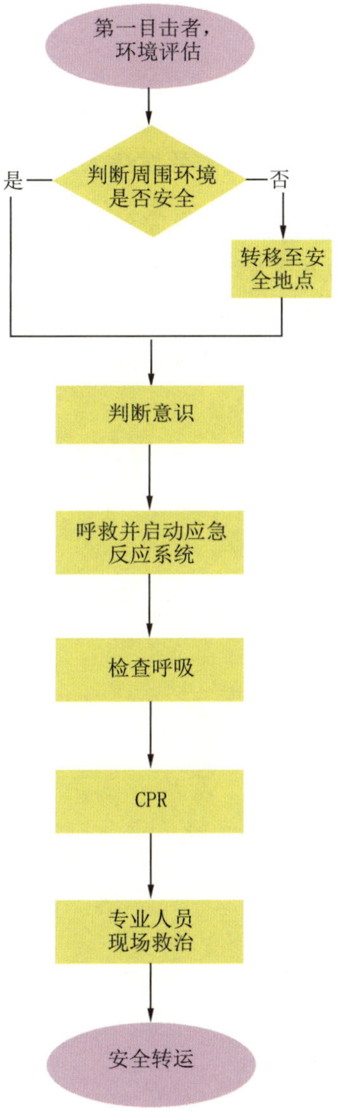

图 3-2　现场救治流程图

五、预防

（1）关注前驱症状，如有不明原因的昏厥、一过性的胸闷、胸痛、乏力、心慌，必须引起警惕，应及时就医，及早治疗。

（2）学会自我减压，保持健康的生活方式，适度进行有氧运动，不熬夜、不酗酒、不暴饮暴食；保持乐观积极的生活态度，避免情绪波动；定期体检；等等。

（3）普及“第一目击者”CPR、AED 的使用等急救技能，在意外发生时让更多的生命得到及时拯救。

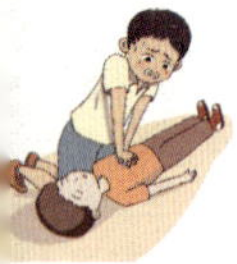

知识链接

我国心源性猝死发病人数有点高

据国家心血管病中心《中国心血管健康与疾病报告》中引用的一项研究，我国的心源性猝死的发生率为41.8/10万。虽然我国心源性猝死的发病率和其他国家相比并不算高，但以中国庞大的人口推算，每年我国心源性猝死发病人数超过54万，相当于每分钟就有1人发生心源性猝死，发病人数居世界之首。

第二节 晕厥

一、情景案例

李同学，男，14岁，课间上厕所时突发晕倒，下颌磕伤流血，随后清醒，无呕吐，无头晕，无大小便失禁。周围同学见状连忙扶起李同学，并呼叫老师。老师到场查看李同学伤情后随即拨打“120”急救电话，并陪同至医院急诊科就诊。

二、相关知识

（一）概念

晕厥，俗称“昏厥”，是指人短时间内失去反应之后又恢复正常，整个过程通常少于1分钟，即所谓“来得快，去得快”。晕厥主要呈一过性全脑血液低灌注导致的短暂意识丧失，其特点为发生迅速、一过性、自限性并能够完全恢复。晕厥发作时因肌张力降低、不能维持正常体位而跌倒。晕厥发作前可有先兆症状，如黑蒙、乏力、出汗等。晕厥病理生理改变的核心是血压下降，导致全脑灌注降低。尽管晕厥多为一过性的意识丧失，但也可能是致命性疾病的一种反应或征兆，应高度重视。

（二）分类

晕厥可分为反射性晕厥、心源性晕厥、直立性低血压性晕厥三类，具体如下。

1. 反射性晕厥

这是由交感或迷走神经反射异常引起周围血管扩张和/或心动过缓造成的晕厥。包括血管迷走性晕厥、情境性晕厥、颈动脉窦综合征和不典型反射性晕厥。

（1）血管迷走性晕厥：以这类晕厥最为常见。发病特点如下。

① 多有明显诱因，如站立、坐位或情绪刺激、疼痛、医疗操作或晕血。

② 典型症状为出汗、皮肤发热、恶心、脸色苍白。

③ 发作时伴低血压和/或心动过缓。

④ 意识恢复后常伴疲劳感。

⑤ 老年患者表现常不典型。

诊断主要依据典型症状、体格检查及目击者的观察。

（2）情境性晕厥：与特定的动作有关，如咳嗽、打喷嚏、吞咽或排便、排尿、运动后、大笑、吹奏管乐器等。

（3）颈动脉窦综合征：多见于老年人，转头动作、局部肿瘤、剃须、衣领过紧等可造成颈动脉窦受压。

（4）不典型反射性晕厥：具备下列一种或多种特征，如无前驱症状、无明显诱因、不典型临床表现；倾斜试验可出现阳性结果，无器质性心脏病。

2. 心源性晕厥

由心律失常或器质性心血管疾病引起，是居于第二位的常见晕厥原因，危险性高，预后较差。

3. 直立性低血压性晕厥

引起此类型的晕厥原因有以下 3 种。

（1）药物：最常见，如血管扩张剂、利尿剂、吩噻嗪类、抗抑郁药。

（2）血容量不足：如出血、腹泻、呕吐等。

（3）神经源性自主神经功能障碍：常见疾病如帕金森病、糖尿病、脊髓损伤、肾衰竭。

（三）临床表现

晕厥在发作前期、发作期和发作后期（恢复期）的临床表现各异，具体如下。

1. 发作前期

患者常感到头部及全身不适，如头晕、视力模糊、耳鸣、面色苍白、出汗，提示可能发生晕厥（图 3-3）。此时患者可取头低仰卧位预防晕厥发作。

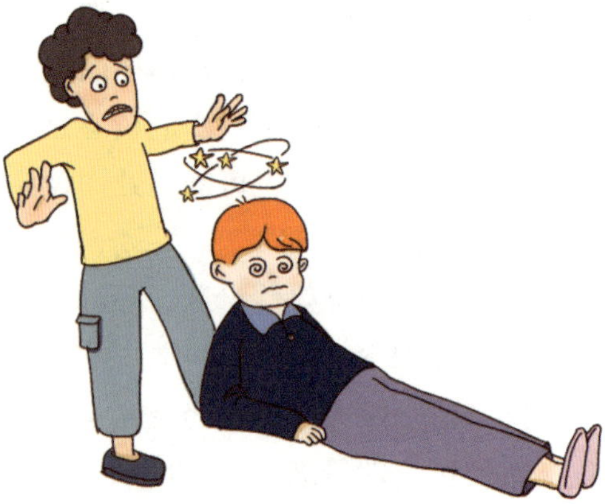

图 3-3　晕厥的临床表现

2. 发作期

轻者眩晕、恶心、躯体发软，眼前发黑；重者突然意识丧失、肌张力消失、跌倒在地，意识丧失超过 15~20 秒可发生阵挛性动作，可伴有呼吸暂停、心率减慢，甚至心搏骤停、瞳孔散大、尿失禁等症状，发作时间一般持续 1~2 分钟。

3. 发作后期（恢复期）

患者平卧后意识迅速恢复（数秒至数分钟），可伴有紧张、头晕、头痛、恶心、面色苍白、出汗、无力和便意感等症状，通常休息数分钟后可缓解。

三、现场救治原则

（一）环境评估

必须在确认周围环境安全后再对患者进行施救，以免发生二次伤害。

（二）患者评估与急救

（1）患者发生晕厥时，协助其平躺，抬高下肢，头略低，偏向一侧，松开衣领和腰带。

（2）开窗通风，保持室内空气流通。

（3）观察患者的神志及生命体征，检查有无外伤。

（4）若患者随即恢复自主反应，协助其继续平躺，直到其能坐起并感觉正常为止。

（5）若患者无反应，立即呼叫周围人员，第一时间拨打“120”急救电话，评估患者的颈动脉搏动、呼吸等情况。若患者无颈动脉搏动、自主呼吸，应立即给予 CPR。

（6）即使患者的晕厥暂时缓解，因其病因复杂，患者仍需至医院排除相关高危因素，查明原因。

四、现场救治流程图

现场救治流程如图 3-4 所示。

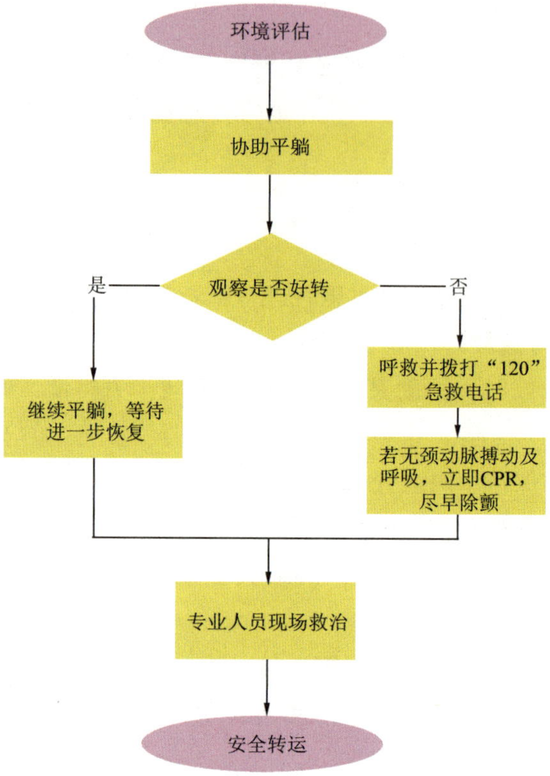

图 3-4　现场救治流程图

五、预防

（1）长时间卧位、坐位或蹲位时，避免猛然站起；避免用力排尿排便、过度通气、暴饮暴食、长时间处于高温环境（如洗热水澡、淋浴、桑拿浴等）。

（2）早期识别前驱症状，采取合适体位（如躺平、交叉腿和蹲位姿势等）以终止晕厥发作。

（3）心源性晕厥患者明确诊断后，需要专科治疗，预防复发，以改善生活质量，降低死亡风险。

（4）日常加强体育锻炼，提高身体素质。

知识链接

晕　厥

“晕厥”是一个医学名词，又被称为“昏倒”，通常表现为突然晕倒，不省人事。“昏”的意思是黄昏，就是天刚黑的时候。天色昏暗，视线模糊，可以引申为头脑糊涂、神志不清。“昏倒”里的“昏”，用的就是这个引申义。

第三节 低血糖

一、情景案例

李同学，男，14 岁，早上起床晚了，未来得及吃早餐。上午体育课，同学们在操场上进行耐力跑练习。此时，李同学突然出现面色苍白、出汗、心慌、手抖症状，紧接着意识不清，摔倒在地。现场同学连忙把李同学扶起，呼叫老师将其送到附近医院。测量末梢血糖，数值为 1.5 mmol/L，立即静脉注射 50%葡萄糖 40 mL，随后李同学逐渐恢复意识。

二、相关知识

（一）概念

正常情况下，循环血浆中葡萄糖的浓度通过一个复杂而相互联系的神经、体液和细胞调节系统维持在 3.9~7.8 mmol/L。当某些病理或生理原因导致非糖尿病患者血糖<2.8 mmol/L，接受药物治疗的糖尿病患者血糖<3.9 mmol/L，就称为“低血糖”。持续严重低血糖可导致患者的脑细胞发生不可逆损害，甚至死亡，因此必须尽早发现，及时处理。

（二）分级

低血糖分为 3 级，具体如下。

1. 1 级低血糖

3.0 mmol/L≤血糖<3.9 mmol/L。

2. 2 级低血糖

血糖<3.0 mmol/L。

3. 3 级低血糖

没有特定血糖界限，伴有意识和/或躯体改变的严重事件，需要他人帮助的低血糖。

（三）临床表现

（1）低血糖的临床表现与血糖水平及血糖下降速度有关，表现为心悸、焦虑、出汗、头晕、手抖、饥饿感等交感神经兴奋表现；也可出现认知障碍、抽搐或昏迷等严重中枢神经症状。(图 3-5)

（2）老年患者发生低血糖时常可表现为行为异常或其他非典型症状。

（3）部分患者发生低血糖时无明显临床症状，称之为“无症状性低血糖”。

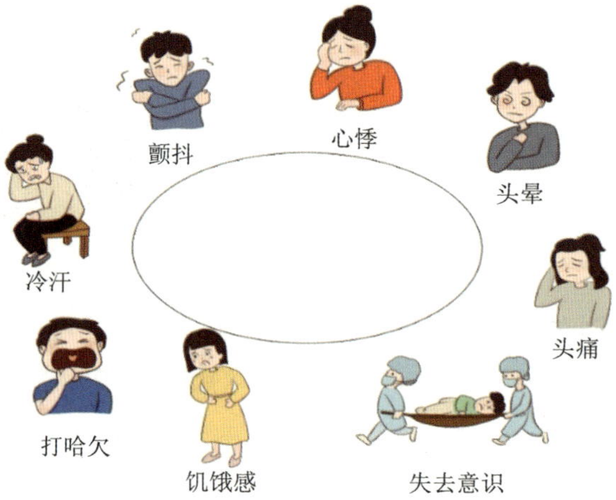

图 3-5　低血糖的临床表现

三、现场救治原则

（一）患者评估

（1）评估患者有无意识障碍。

（2）评估诱发低血糖的病因及有无糖尿病病史，如进食、应用降糖药物等情况。

（二）现场急救

（1）对于意识清楚的患者，首先安排其坐下或躺下，避免患者因低血糖跌倒而导致外伤。若学校有条件，可立即测量患者的血糖水平。

（2）尽快补充糖分。对于意识清楚的患者，协助其进食含 15~20 克糖类的食物，如糖果、面包、饼干等，大多数患者可自行缓解。等待 15 分钟，再测血糖，如血糖还是低（非糖尿病患者血糖<2. 8 mmol/L，接受药物治疗的糖尿病患者血糖<3. 9 mmol/L），再补充含 15~20 克糖类的食物，并立即拨打“120”急救电话将患者紧急送医。若患者发生意识障碍，将其头偏向一侧，保持气道通畅，切勿经口进食，并立

即送往附近的医院救治。(图 3-6)

(3) 若患者意识丧失、无自主呼吸，按 CPR 救治流程施救。

(4) 在医护人员到达前，务必保持患者呼吸道通畅，有条件者可给予吸氧，关注其意识变化，预防抽搐引发外伤、舌咬伤及气道梗阻等情况。

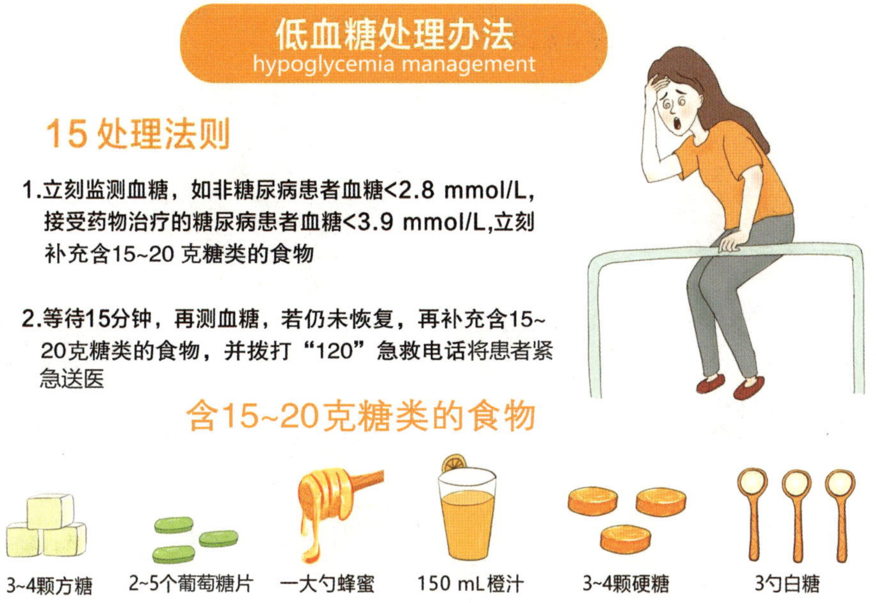
低血糖处理办法
hypoglycemia management
15 处理法则
1.立刻监测血糖，如非糖尿病患者血糖<2.8 mmol/L，接受药物治疗的糖尿病患者血糖<3.9 mmol/L,立刻补充含15~20 克糖类的食物
2.等待15分钟，再测血糖，若仍未恢复，再补充含15~20克糖类的食物，并拨打“120”急救电话将患者紧急送医
含15~20克糖类的食物
3~4颗方糖
2~5个葡萄糖片
一大勺蜂蜜
150 mL橙汁
3~4颗硬糖
3勺白糖

图 3-6　低血糖处理办法

四、现场救治流程图

低血糖现场救治流程如图 3-7 所示。

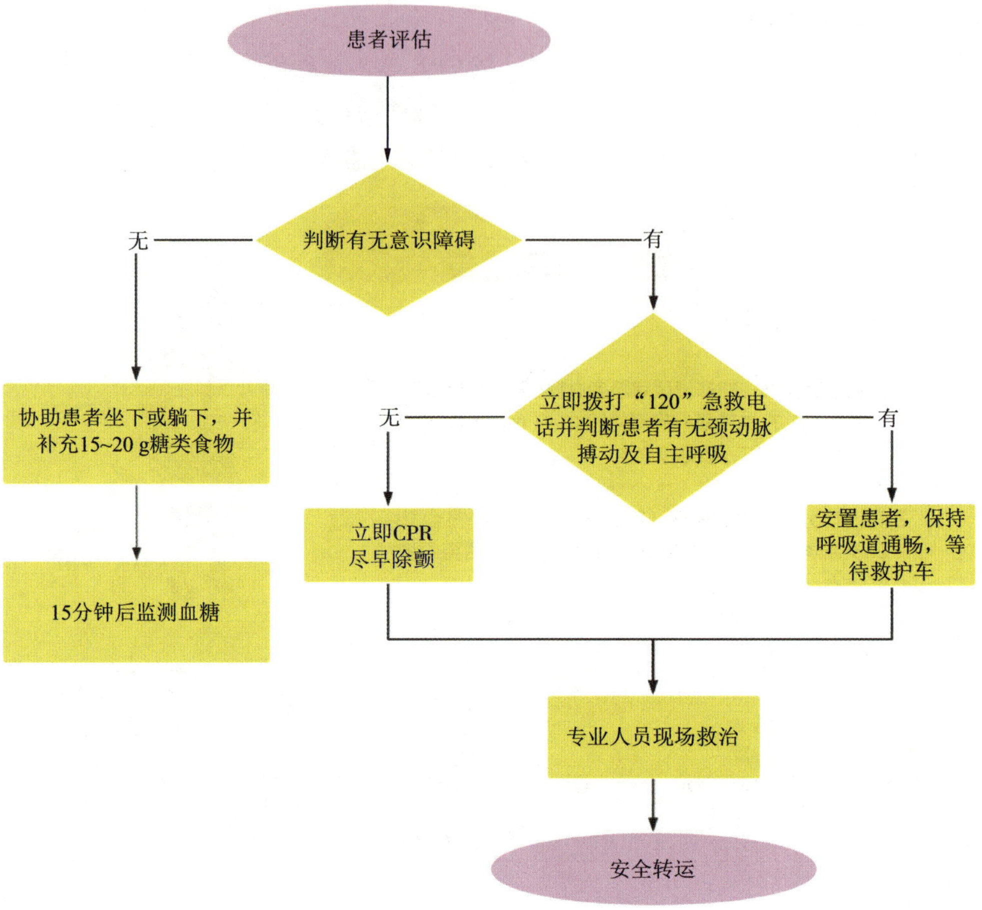

图 3-7　低血糖现场救治流程图

五、预防

（1）注意三餐规律、营养均衡。减肥者应科学合理规划饮食，保证机体代谢需求。

（2）避免空腹运动，在进行体育锻炼或活动量较大的工作前应适当增加碳水化合物的摄入。

（3）糖尿病患者应科学饮食，遵医嘱规律用药并自我监测血糖。

（4）糖尿病患者应知晓在使用胰岛素和口服降糖药治疗过程中可能会发生低血糖的各种症状及治疗方法，平时随身携带糖尿病急救卡、饼干和糖果等，当自感发生症状性低血糖时，立即补充糖分。

知识链接

低血糖的危害

如果说高血糖的危害是以年计算的，那低血糖的危害则是按分钟甚至按秒计算的。上学途中、洗澡后、如厕时，低血糖总是来得猝不及防，脸色苍白，浑身虚汗，甚至两眼一抹黑直接晕过去……大家往往非常重视高血糖，事实上，低血糖的危害丝毫不逊于高血糖，甚至更为凶险。低血糖严重时会引起大脑功能障碍，甚至可能成为心绞痛、急性心肌梗死的推手。

第四节 鼻出血

一、情景案例

李同学，男，14 岁，在上课时用手抠了一下鼻孔，突然出血不止，李同学赶紧把头后仰，邻座同学见状连忙找了餐巾纸给他。过了一会儿，李同学又出现了呕吐、腹痛、面色苍白、出虚汗等症状，呕吐物中可见鲜血和小血块，老师连忙送其去学校医务室紧急处理，后送至医院做进一步检查、治疗。

二、相关知识

鼻出血，是临床常见症状之一，可单纯由鼻腔、鼻窦疾病引起，也可由某些全身性疾病所致，以前者多见。鼻出血多为单侧，亦可为双侧，可间歇、反复出血，亦可持续出血，出血量不等，大多数鼻出血可自行停止或将鼻翼捏紧后停止。出血部位多在鼻中隔前下方的易出血区（利特尔动脉丛或克氏静脉丛），儿童、青少年的鼻出血多数或几乎全部发生在该部位，而中老年人的鼻出血则发生在鼻腔后段，大多情况下鼻腔后段出血较严重，不易止血。

三、现场救治

（一）安置患者

（1）患者常因出血而情绪紧张和恐惧，应予以安慰，以免加重出血。

（2）协助患者坐下，嘱其勿将血液咽下。鼻出血患者应身体前倾（切记不要后仰）。身体后仰时血流向患者的咽喉，吞咽下的血液会刺激患者胃部引起呕吐，同时也不利于观察出血情况。

（二）止血处理

（1）评估患者是哪一侧鼻孔出血。

（2）用洁净敷料敷并捏住患者鼻子两侧的柔软部分（图 3-8，图 3-9）。

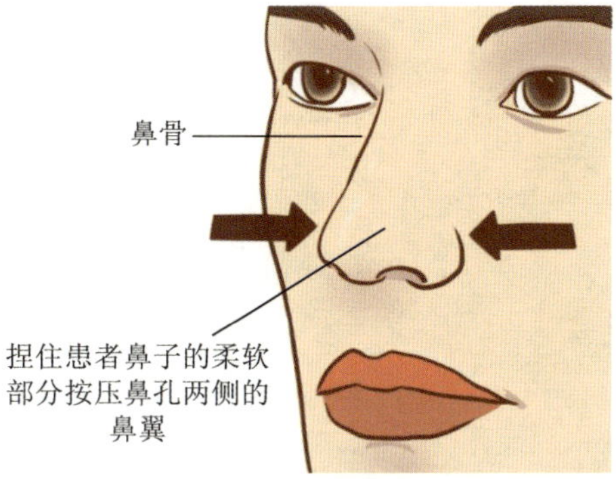

图 3-8 鼻出血止血部位

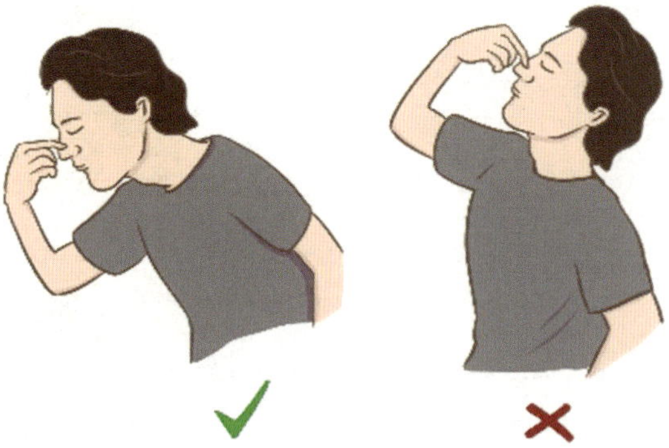

图 3-9 鼻出血止血方法

（3）在出血侧鼻的中隔部位持续施压几分钟，直至出血止住。如果仍有出血，应加大按压力度。

（4）用冷水袋或冷湿毛巾敷前额和后颈，以促使血管收缩减少出血。

（5）出血停止后，及时协助患者漱口，清除口腔分泌物和异物，保持口腔清洁湿润。

（三）需紧急就医情况

（1）持续按压鼻子相关部位 15 分钟左右仍无法止血。

（2）出血严重，有大量血涌出。

（3）患者出现面色苍白、四肢发凉、呼吸困难等休克症状。

如出现上述情况，需拨打“120”急救电话，尽快将患者送去医院就诊。

四、现场救治流程图

鼻出血现场救治流程如图 3-10 所示。

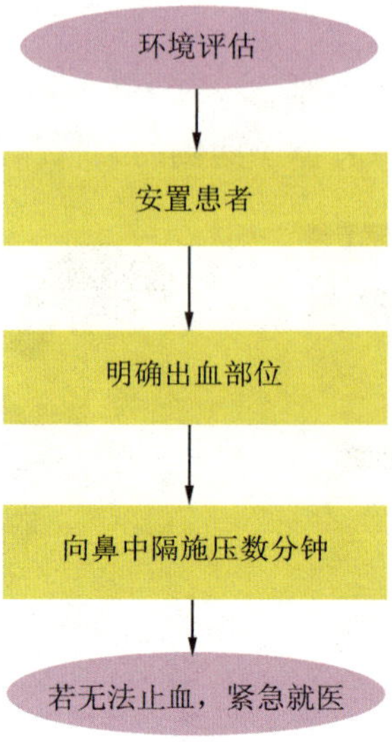

图 3-10　鼻出血现场救治流程图

五、预防

（1）注意鼻腔卫生，避免挖鼻、用力擤鼻等不良习惯。

（2）体育运动时避免挤压或碰撞鼻部。

（3）注意温度和湿度变化，避免鼻腔干燥。若室内干燥，可使用加湿器。如果鼻腔感觉干燥，必要时可用石蜡油等涂抹鼻腔，以保持鼻腔湿润。

（4）加强体育锻炼，增强体质，避免受凉感冒。

（5）去除致病因素，有相关的全身性疾病或鼻部疾病应积极治疗。

第五节 头 痛

一、情景案例

李同学，男，14 岁，突发头痛头晕，伴恶心呕吐，周围同学见状连忙呼叫老师。老师到场查看后立即拨打“120”急救电话，并陪同其至急诊科就诊。医生经询问得知，该同学 1 个月前有头部摔伤史，医院影像学检查示：亚急性硬膜下血肿、蛛网膜下腔出血，遂将其收住入院。

二、头痛相关知识

（一）概念

头痛是指眉弓、耳轮上缘和枕外隆突连线以上头颅部位的疼痛（图 3-11），而面痛是指上述连线以下到下颌部的疼痛。急性头痛是内科急症中最常见的症状，多是由劳累、精神紧张、焦虑引发；抑或是全身性疾病的伴随症状，但也可能是高血压脑病、脑卒中或颅内肿瘤等危及生命疾病的重要信号，应引起高度警惕。

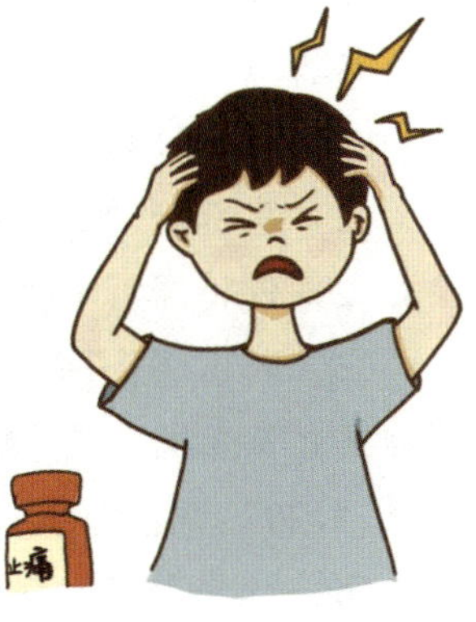

图 3-11 头痛

（二）分类

引起头痛的病因颇多，据此大致可将头痛分为原发性头痛和继发性头痛两大类。

1. 原发性头痛

原发性头痛主要包括偏头痛、紧张型头痛、三叉神经自主神经性头痛等。一般来说，原发性头痛具有反复发作、影响生活质量的特点，尚不会危及生命。

2. 继发性头痛

继发性头痛的类型较多，包括缘于头颈部创伤的头痛、缘于头颈部脑血管性疾病的头痛、缘于颅内非血管性疾病的头痛、缘于某种物质或物质戒断性的头痛、缘于感染的头痛、缘于内稳态紊乱的头痛、缘于颅颈眼耳鼻牙口或其他面颈部结构的头面痛、缘于精神障碍的头痛，常见病因如颅脑损伤、脑出血、脑膜炎、高血压脑病等，该类头痛具有致命性。

（三）临床表现

（1）头部胀痛或钝痛、搏动性疼痛、头重感、戴帽感或勒紧感等。

（2）可能有恶心、呕吐、眩晕和视力障碍等伴随症状。

（3）若头痛剧烈，呈电击样痛、爆裂样痛，并伴有不同程度的呕吐、意识障碍、行为异常、偏瘫、痉挛、呼吸困难、血压异常等症状，应立即就医。（图 3-12）

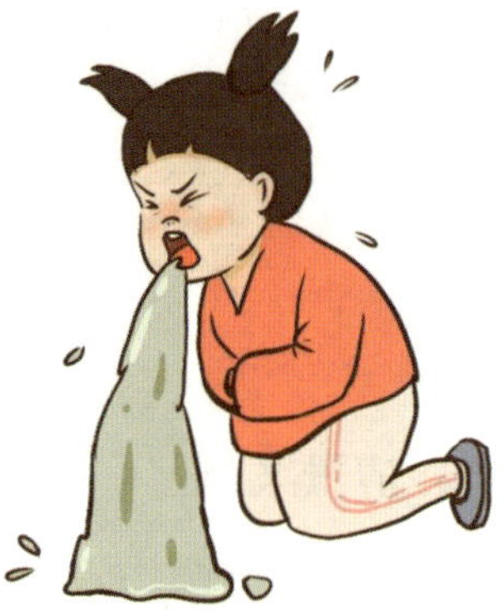

图 3-12　头痛的临床表现

三、现场救治原则

（一）环境评估

现场急救时必须给予患者安全、安静的环境，减少刺激，避免加剧疼痛。

（二）患者评估

（1）评估患者头痛情况，有无伴随症状、意识障碍等。

（2）评估可能导致患者头痛的病因，对于突发的剧烈头痛，应高度警惕致命性头痛类型。

（三）现场急救

（1）头部制动，必要时安置患者舒适卧位。

（2）保持患者呼吸道通畅，如有呕吐，及时清除患者口腔内呕吐物。

（3）若患者头痛剧烈，伴有高热、癫痫、意识障碍、言语不清、肢体活动障碍、精神异常等症状，或因体位改变诱发或加重头痛，应立即呼叫周围人员，并第一时间拨打“120”急救电话。

（4）记录患者发病时间，以及是否伴有呕吐、抽搐、肢体瘫痪等情况。切忌随意应用止痛药，以免因药物掩盖病情而延误救治。

四、现场救治流程图

头痛现场救治流程如图 3-13 所示。

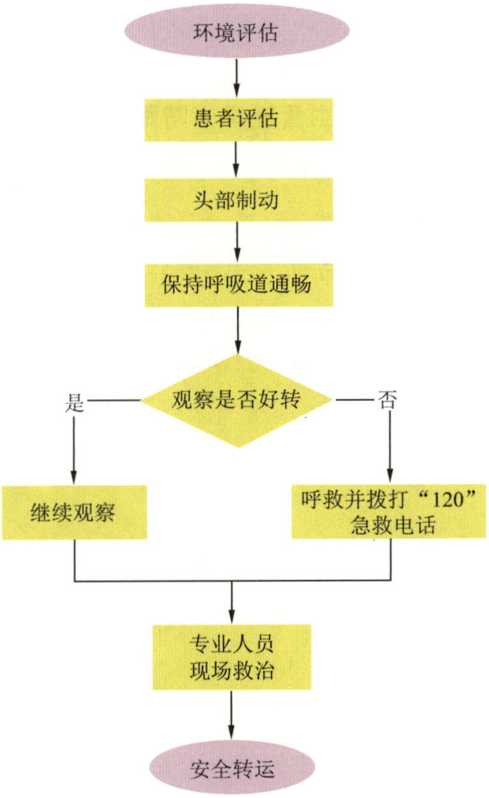

图 3-13　头痛现场救治流程图

五、预防

（1）规律饮食，合理营养。

（2）焦虑、抑郁、紧张等不良情绪刺激可诱发偏头痛、紧张型头痛等，稳定、积极向上的情绪和合理的心理干预有助于缓解头痛。

（3）充足的睡眠能减少头痛发作。失眠患者可及时使用助眠药物。

（4）避免长时间头颈、肩胛部姿势不良，以免引起头颈部肌肉持久性收缩，引发紧张型头痛，必要时可局部热敷、按摩、理疗等。

（5）慢性头痛反复发作者应适当进行预防性治疗，以防头痛频繁发作。

（6）积极治疗原发病，及时专科就诊。

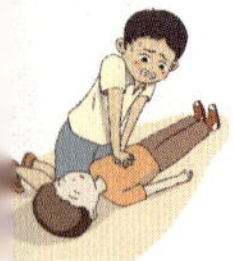

知识链接

心脑血管健康“晴雨表”

头是心脑血管健康“晴雨表”，青少年和年轻人若经常出现头痛，在运动、情绪激动等情况下更加明显，要及时筛查脑血管疾病，如颅内动静脉畸形、动脉瘤等。对老年人和有高血压、脑动脉硬化病史的人来说，若出现间歇性头痛或剧烈头痛，疼痛加重，或疼痛感与以往不同，特别是伴恶心、呕吐、言语含糊、意识障碍等症状时，应尽快就医。

第六节 胸 痛

一、情景案例

李同学，男，14 岁，体育课玩双杠拉伸时突然感到左侧胸部刺痛，随呼吸加重，继而感觉胸闷、呼吸困难。周围同学连忙扶住该同学并呼叫老师。老师到场查看后立即拨打“120”急救电话，并陪同其至医院急诊科就诊。

二、相关知识

（一）概念

胸痛主要是指胸前区的疼痛和不适感，患者常主诉闷痛、紧缩感、烧灼感、针刺样痛、压榨感、撕裂样痛、刀割样痛等，以及一些难以描述的症状。胸痛的部位一般为从颈部到胸廓下端的范围，有时可放射至颌面部、牙齿和咽喉部、肩背部、双上肢或上腹部。

（二）分类

根据胸痛的风险程度可将其分为致命性胸痛和非致命性胸痛，也可分为心源性胸痛和非心源性胸痛。

（三）临床表现

胸痛的病因复杂各异，可能涉及多个器官和系统，因此临床表现多种多样，但快速识别高危胸痛，使高危胸痛患者得到快速诊断和及时治疗，对于抢救患者生命、降低高危胸痛患者病死率、改善临床预后至关重要。（图 3-14）

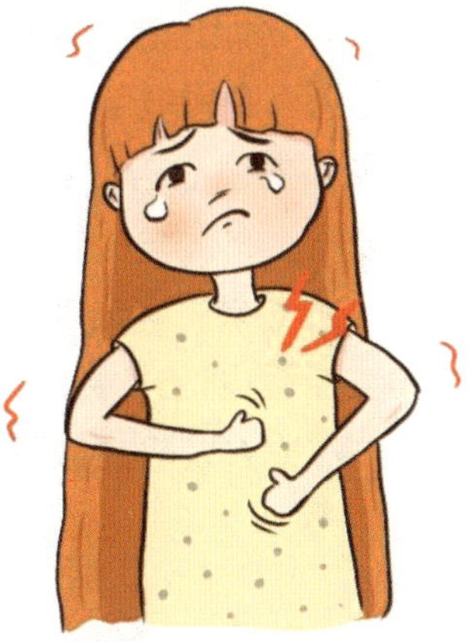

图 3-14　胸痛的临床表现

1. 高危胸痛的表现

（1）烦躁不安、惊恐、有濒死感。

（2）神志模糊或意识不清。

（3）面色苍白、大汗淋漓、皮肤湿冷。

（4）颜面或口唇发绀、呼吸困难、咯血。

（5）骤然发生的撕裂样、剧烈胸痛。

（6）休息不能缓解，胸痛时间持续20分钟以上。

2. 高危胸痛的伴随症状

（1）伴咳嗽、咳痰和/或发热：常见于气管、支气管和肺部疾病。

（2）伴呼吸困难：如肺炎、自发性气胸、肺栓塞等。

（3）伴咯血：主要见于肺栓塞、支气管肺癌。

（4）伴苍白、大汗、血压下降等休克症状：多见于心肌梗死、主动脉夹层破裂和肺栓塞。

（5）伴吞咽困难：多提示食管疾病，如反流性食管炎等。

三、现场救治原则

（一）患者评估

（1）评估患者有无致命性胸痛的表现及有无伴随症状。

（2）评估患者胸痛的部位、性质、诱发因素、加重与缓解因素。胸膜炎、自发性气胸等所致胸痛常在深吸气、咳嗽时加重，停止呼吸运动时疼痛减轻；劳累、体力活动、精神紧张等可诱发心绞痛，休息、含服药物后心绞痛可缓解，但对心肌梗死引发的疼痛无效；反流性食管炎所致胸痛在患者饱餐后出现，仰卧及俯卧时加重。

（二）现场急救

（1）立即让患者停止活动，静卧或给予患者舒适和疼痛减轻的体位，部分患者经过休息可自行缓解。

（2）安慰患者，嘱其保持镇定，避免紧张、焦虑情绪，避免用力、咳嗽、屏气等。

（3）如果患者出现上述致命性胸痛表现或已经发生晕倒、昏迷，必须立即拨打“120”急救电话，寻求专业救治。即使胸痛暂时缓解，因其病因复杂，仍需前往医院行医疗检查以明确诊断，排除高危因素。

四、现场救治流程图

胸痛现场救治流程如图 3-15 所示。

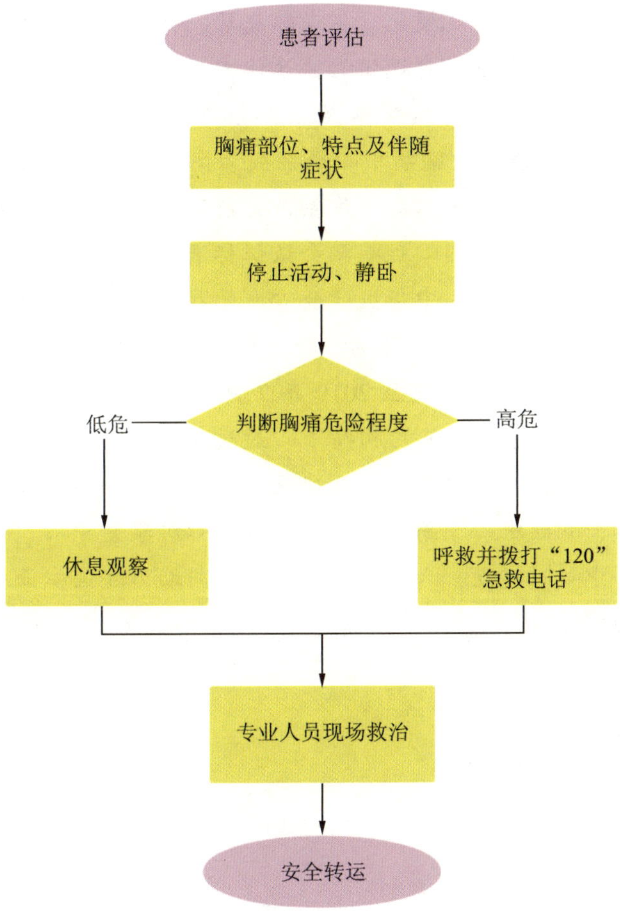

图 3-15 胸痛现场救治流程图

五、预防

（1）控制体重，规律作息，避免熬夜，保持健康良好的生活方式。

（2）避免容易诱发胸痛的因素，如劳累、饱餐、寒冷、情绪激动等。

（3）定期体检，积极治疗相关疾病。

（4）合理运动锻炼，增强体质，舒缓压力。

知识链接

胸痛中心

胸痛中心是为急性心肌梗死、主动脉夹层、肺动脉栓塞等以急性胸痛为主要临床表现的急危重症患者提供的快速诊疗通道。全球第一家胸痛中心于1981年在美国巴尔的摩圣·安琪尔（St. Angle）医院建立，至今美国胸痛中心已经发展到5 000余家，胸痛中心已经成为衡量急性心肌梗死救治水平的重要标志之一。中国胸痛中心认证体系是目前国际上的第三个认证体系，是在美国胸痛中心协会和德国心脏病学会认证标准的基础上，结合中国的实际情况所确立的认证体系。由中华医学会心血管病学分会所主导的中国胸痛中心认证工作于2013年3月开始筹备，于2013年9月14日在广州正式启动了中国胸痛中心的认证工作。截至2019年7月，全国二级以上医院胸痛中心注册突破4 000家，通过认证的胸痛中心超过1 000家，初步构建了我国急性心肌梗死救治体系，并以胸痛中心建设为范本，结合各疾病特点，相继启动了房颤中心、心衰中心、高血压达标中心、心脏康复中心、瓣膜病中心等心血管病学科中心的建设，六大中心合围，共同助力我国心血管疾病救治率和救治效果的提升。

第七节 急腹症

一、情景案例

李同学，男，14 岁，周日晚餐返校后，突然出现腹胀、腹痛，呈进行性加重，并伴有恶心，无呕吐、腹泻。自述在家晚餐进食了较多油腻食物，同宿舍同学见此状，紧急呼叫宿管老师，宿管老师拨打“120”急救电话并将该同学送至医院就诊。

二、相关知识

（一）概念

腹痛是指由各种原因引起的腹腔内外脏器病变所导致的腹部疼痛。其病因复杂，病情多变，若处理不当，常可造成严重后果。腹痛的剧烈程度常反映病变的程度，尤其是剧烈或持续疼痛，应高度重视，立即送医救治。

（二）分类

根据接受痛觉的神经可将腹痛分为以下三种类型。

1. 内脏神经痛

腹腔内空腔脏器（如胃、十二指肠）黏膜受炎症、充血、缺血等刺激产生的疼痛。

2. 躯体神经痛

腹部皮肤、肌层、腹膜壁层及肠系膜根部受病变刺激产生的疼痛。

3. 牵涉痛

牵涉痛也称“放射痛”，主要为一个部位的躯体神经或内脏神经末梢感受器受刺激后，沿同一神经发生的另一神经支在另一部位产生的疼痛。

（三）临床表现

1. 腹痛

腹痛属于急腹症的典型表现，其疼痛部位可能会随着病情的发展而变化，而疼痛的性质大多为持续性的钝痛或隐痛。（图 3-16）

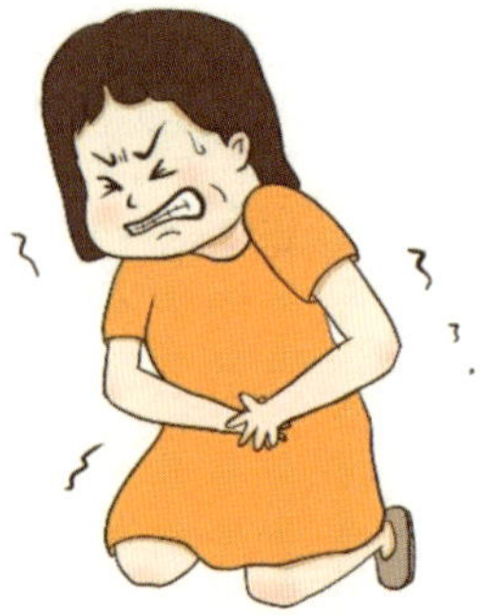

图 3-16　腹痛的临床表现

2. 恶心呕吐

患者可出现明显的恶心、呕吐等消化道症状。如果呕吐物呈现为咖啡色，提示可能存在消化道出血。

3. 排便异常

大部分急腹症患者可能会出现腹泻，如果粪便呈柏油状，提示可能伴随上消化道出血；如果粪便带有鲜红色血液，提示可能伴随下消化道出血。

4. 腹肌紧张

用手按压患者腹部，可能会出现腹肌明显紧张的症状，尤其是在伴随胃肠穿孔的情况下，患者腹部可能会呈木板样强直。

5. 全身症状

部分患者发生急腹症，除了以上症状以外，还可能伴随发热、贫血、黄疸等全身症状。

三、现场救治原则

（一）患者评估

（1）评估高危腹痛的临床表现，如急性剧烈腹痛，症状恶化、进展快等。

（2）评估患者腹痛的特点，如腹痛的性质、部位、程度及伴随症状等。

（二）现场急救

（1）立即让患者停止活动，静卧休息，可采取半坐卧位，或给予患者舒适或疼痛减轻的体位。

（2）安抚患者，分散其注意力，帮助其缓解疼痛。

（3）在没有明确诊断前，患者应禁食、禁水，禁热敷，禁用止痛药物，以防止止痛药物掩盖病情。

（4）如果患者出现上述高危腹痛表现，应立即拨打“120”急救电话，寻求专业救护。

（5）对于一些疼痛难忍、翻来覆去、烦躁的患者，要防止撞伤、坠床等意外发生。

（6）由于腹痛病因复杂，所有腹痛患者都应去医院行医疗检查，以明确诊断。

四、现场救治流程图

腹痛现场救治流程如图 3-17 所示。

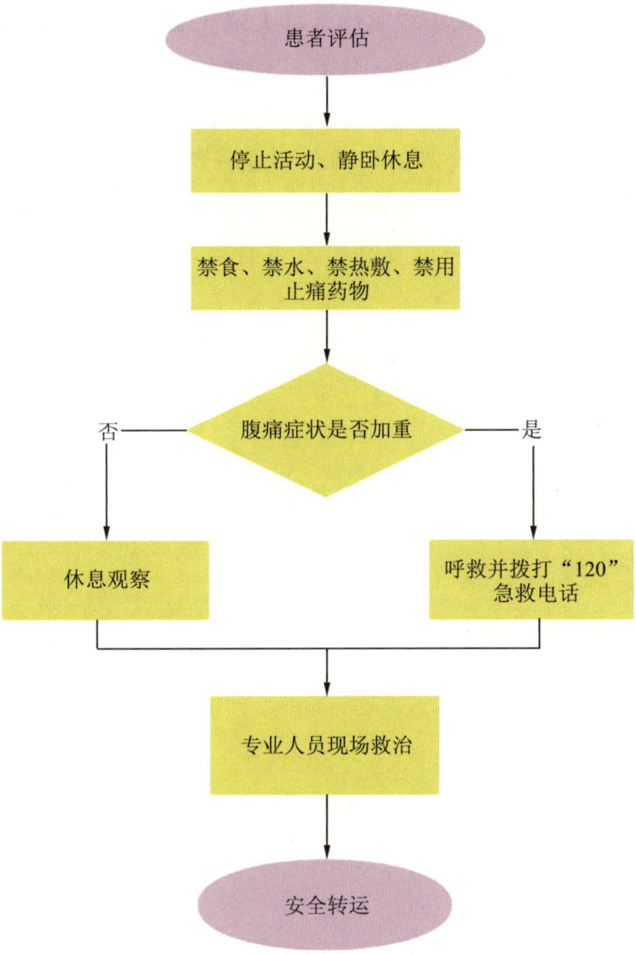

图 3-17　腹痛现场救治流程图

五、预防

（1）避免暴饮暴食，饮食清淡、卫生，保持大便通畅。

（2）定期体检，及时发现并治疗相关疾病。

（3）合理运动锻炼，增强体质和抗病能力。

（4）女生在生理期间要注意休息，避免剧烈活动，避免食用辛辣、生冷等刺激的食物，不宜穿紧身裤。

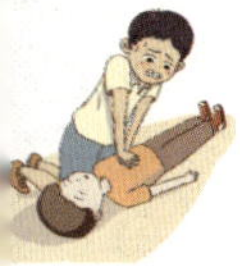

知识链接

“节日杀手”急性胰腺炎

胰腺是人体上腹部仅次于肝脏的第二大消化器官，它可以分泌多种消化酶帮助进行食物的消化，同时它还具有十分重要的内分泌功能。

由于各种原因，胰腺消化酶被异常激活后，就会对胰腺自身及周围脏器产生消化作用，这种“自我消化”的作用过程所引发的炎症，便是胰腺炎。急性胰腺炎是一种常见的外科急腹症，轻型易于治疗，重型则病情凶险，病死率高。因此急性胰腺炎一旦发作，应当自我禁食、禁饮并及时前往医院就诊。

第八节 抽 搐

一、情景案例

李同学，男，14 岁，自习课时突然四肢抽搐伴意识丧失，随即仰面倒地，牙关紧闭、两眼上翻、口吐白沫，周围同学吓得大声尖叫、手足无措。李同学抽搐时踢倒课桌，砸到张同学，李同学抽搐持续数分钟后缓解。老师紧急拨打“120”急救电话，随救护车将李同学护送至医院进行进一步治疗。

二、相关知识

（一）概念

抽搐是指全身或局部成群骨骼肌非自主地抽动或强烈收缩，可引起关节强直，是大脑异常电活动引起的，大多可在数分钟内停止。抽搐并不是一种疾病，而是疾病严重的临床征象，或是某些疾病（癫痫、高热惊厥、低钙血症等）的主要表现。

（二）临床表现

抽搐的临床表现因人而异，常表现为双臂和双腿抽搐性运动，有时会累及身体其他部位，严重时患者往往意识丧失，容易发生自伤（如舌咬伤）和碰跌伤。若患者口腔分泌物过多或呕吐，易引起误吸或窒息。（图 3-18）

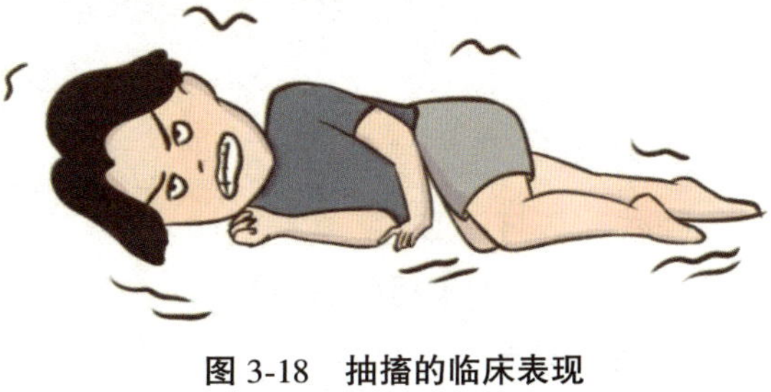

图 3-18　抽搐的临床表现

三、现场救治原则

抽搐发作时的急救，原则上以预防外伤及其他并发症为主。应立即协助患者就地平卧，解开其领扣，将其头偏向一侧，使其保持呼吸道通畅。要保证患者安全，避免强力按压和制动，以防关节脱臼或骨折。

（一）抽搐期间的急救措施

1. 环境评估

移开患者身旁的家具或其他危险物品（如开水、火源、尖锐物品等），给予患者安全、安静的环境，避免刺激诱发再次抽搐。

2. 患者安置

（1）立即协助患者就地平卧，将其头偏向一侧，使其保持呼吸道通畅；取下患者的眼镜、项链等，松开患者的衣领和颈部衣扣。

（2）将一块软垫或毛巾置于患者头下，易受伤的关节部位可以用柔软的衣物加以保护，防止碰伤。

（3）患者抽搐发作牙关紧闭时，不可强行撬开；不要强行在患者上下齿之间或口腔内放置任何东西；切勿用力按压患者抽搐的肢体，以免发生骨折和脱臼。（图 3-19）

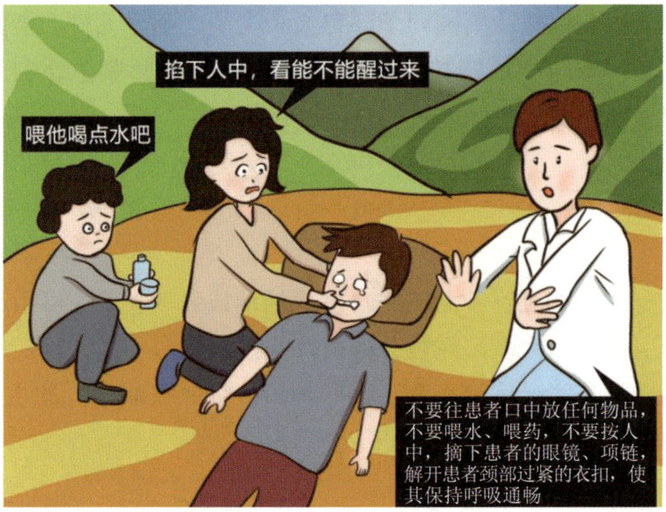

图 3-19　抽搐结束后的急救措施

3. 呼救

呼救并拨打“120”急救电话。

（二）抽搐结束后的急救措施

1. 再次评估

检查患者的意识状态（如是否清醒，呼喊能否应答），若不能应答则评估其颈动脉搏动、呼吸情况。若患者失去反应，不能触及颈动脉搏动、无呼吸或者呈濒死叹息样呼吸，应立即给予 CPR。

2. 专人看护

记录患者抽搐的发作时间、持续时间，观察其意识情况及其他伴随症状，直至校医或“120”医护人员到达现场。

（1）当患者发生呕吐或口腔有分泌物时，立即将患者的头偏向一侧，清除其口及鼻腔异物，防止窒息和误吸。

（2）在抽搐缓解期间，可用小布卷、手绢等软物置于患者口腔一侧上下臼齿之间，防止舌、口唇和颊部咬伤。注意勿堵塞患者气道，使其保持呼吸道通畅。

（3）若患者不慎咬伤自己的口唇、舌和颊部，应在患者抽搐结束后，使用纱布或干净的布按压其出血部位。

四、现场救治流程图

抽搐现场救治流程如图 3-20 所示。

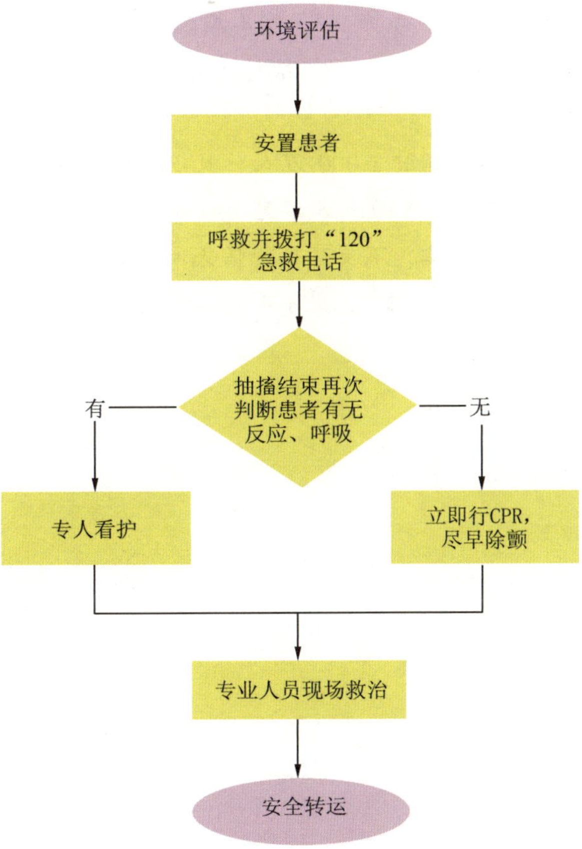

图 3-20　抽搐现场救治流程图

五、预防

（1）避免诱发因素，如过度劳累、饥饿、睡眠不足、便秘、饮酒、强烈声光刺激、惊吓等。

（2）有既往病史者，应遵医嘱规律服药，切忌突然停药、减药、漏服药及自行换药等，并定期复查。

知识链接

“羊癫疯”可控可治

癫痫，是由大脑神经元阵发性异常放电引发的突然而短暂的脑功能失调，常表现为运动、感觉、意识、植物神经、精神等的不同障碍，或上述方面的障碍兼而有之。俗称“羊角风”“羊癫疯”，具有致残率高、病程长、反复发作的特点。其因发作形式、病情特点等原因，影响患者的心理健康，严重威胁患者生命。

目前，我国癫痫患者超过 1 000 万人，且以 40 万/年的速率增长，但是通过正规治疗，有 70%~90%的患者可完全控制或明显减少癫痫发作。怀疑癫痫时，应到正规医院就诊，不要盲目轻信民间流传的未经国家批准验证的“自制中药”“偏方”或“秘方”，更不要参与相关迷信活动。

第九节 哮喘急性发作

一、情景案例

李同学，男，14 岁，有哮喘病史，体育课运动后诉有胸部紧迫感，喘息明显，呼吸急促，呼气时伴随哨笛音发出。周围同学见状连忙扶起李同学，并呼叫老师。老师到场查看李同学的情况后立即拨打“120”急救电话，并陪同至医院急诊科就诊。医生诊断为哮喘急性发作，予以雾化、化痰平喘等治疗后症状缓解。

二、相关知识

（一）概念

1. 哮喘

哮喘即支气管哮喘，是以气道慢性炎症为特征的异质性疾病，与气道高反应性相关，通常出现广泛而多变的可逆性呼气气流受限，导致反复发作的喘息、气促、胸闷和/或咳嗽等症状，强度随时间而变化。多在夜间和/或清晨发作或加剧，多数患者可自行缓解或经药物治疗后缓解。

2. 哮喘急性发作

哮喘急性发作指喘息、气促、咳嗽、胸闷等症状突然发生，或原有症状急剧加重，常有呼吸困难，以呼气流量降低为其特征的阶段。常由接触变应原、刺激物或呼吸道感染所诱发。部分青少年可在运动时出现胸闷、咳嗽和呼吸困难（运动性哮喘）。其程度轻重不一，可在数分钟内发作，也可在数小时至数天内出现症状，偶尔可在数分钟内危及生命。

（二）分级

可分为轻度、中度、重度、危重四级。

1. 轻度

步行或上楼时可感气短，可有焦虑，呼吸频率轻度增加，可听到散在哮鸣音，脉率<100 次/分。

2. 中度

稍微活动即感气短，讲话时有中断，常伴有焦虑，呼吸频率增加，可有三凹征（吸气时胸骨上窝、锁骨上窝、肋间隙出现明显凹陷），听到响亮、弥漫的哮鸣音，脉率 100~120 次/分。

3. 重度

休息时感气短，端坐呼吸，只能单字表达，常伴有焦虑和烦躁，大汗淋漓，呼吸频率>30 次/分，三凹征，能听到响亮、弥漫的哮鸣音，脉率增快>120 次/分。

4. 危重

患者不能讲话，嗜睡或意识模糊，哮鸣音减弱甚至消失，脉率增快>120 次/分，或脉率变慢和不规则。

（三）临床表现

1. 先兆症状

在发作前常有鼻塞、打喷嚏和眼痒等先兆症状。

2. 典型症状

发作性呼气性呼吸困难，呼气声像高音调的哨笛声，发作性胸闷和咳嗽，伴有哮鸣音。

3. 重症症状

强迫坐位或端坐呼吸，恐惧不安、大汗淋漓、语言不连贯。（图 3-21）

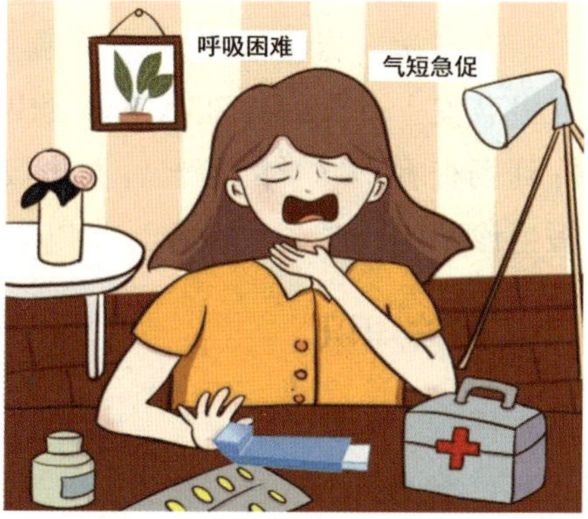

图 3-21　哮喘急性发作的临床表现

三、现场救治原则

（一）诱因评估

（1）有无接触变应原，室内窗户是否密封，或使用空调等造成室内空气流通减少，室内有无尘螨滋生、动物皮毛和排泄物、花粉等。

（2）有无主动或被动吸烟，有无吸入污染空气如臭氧、杀虫剂、油漆和工业废气等。

（3）有无进食虾蟹、鱼、牛奶、蛋类等食物。

（4）有无受凉、气候变化、剧烈运动等。

（5）有无易激动、紧张、焦虑等精神因素。

（二）患者评估

评估患者发作哮喘时的症状，如喘息、呼吸困难、胸闷或咳嗽的程度，持续时间，诱发或缓解因素。了解患者既往有无类似发病情况，有无随身携带药物等。

（三）现场急救

（1）脱离变应原是防治哮喘最有效的方法。应判断是否存在诱发因素，及时去除诱因或离开可能诱发哮喘的现场。保持环境清洁、空气流通。

（2）松开患者衣领和裤带，缓解其呼吸困难症状。

（3）根据病情协助患者保持舒适体位，如为端坐呼吸者提供桌子支撑，以减少体力消耗。

（4）安慰患者，消除其紧张和焦虑情绪，嘱其注意休息、避免喊叫，减少运动等。呼叫班主任或者校医等学校人员，并第一时间拨打“120”急救电话。

（5）协助患者保持呼吸顺畅。如果患者随身携带吸入式药物，协助其及时用药以缓解发作。（图 3-22）

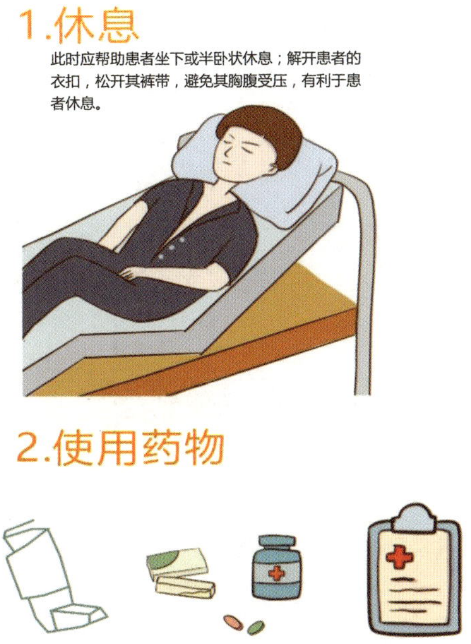

图 3-22　哮喘急性发作的现场急救

（6）如果是中度以上甚至重度的发作，若医务室备有氧气，应立即给予吸氧。

（四）合理搬运

（1）转运哮喘患者应特别注意，不能取卧位，应用担架或靠背椅协助患者保持坐位，固定好后再进行抬运，在上下楼或上下车时，应轻抬轻放。

（2）当哮喘突然发作需搬运患者时，不可背患者。因为患者哮喘发作时，全身极度缺氧，呼吸肌最大限度地工作，吸入更多的氧气和排出更多的肺内残余气体，以缓解体内重要器官缺氧，这是一种代偿方式。若背着患者，压迫其胸腹部，会限制患者的胸腹式呼吸，加重全身缺氧，严重时可致患者呼吸衰竭，甚至心搏骤停。

（3）患者发病时常因为呼吸困难伴有大汗淋漓，应帮助其更换衣服，并注意转运中的保暖，防止受凉感冒。

四、现场救治流程图

哮喘急性发作现场救治流程如图 3-23 所示。

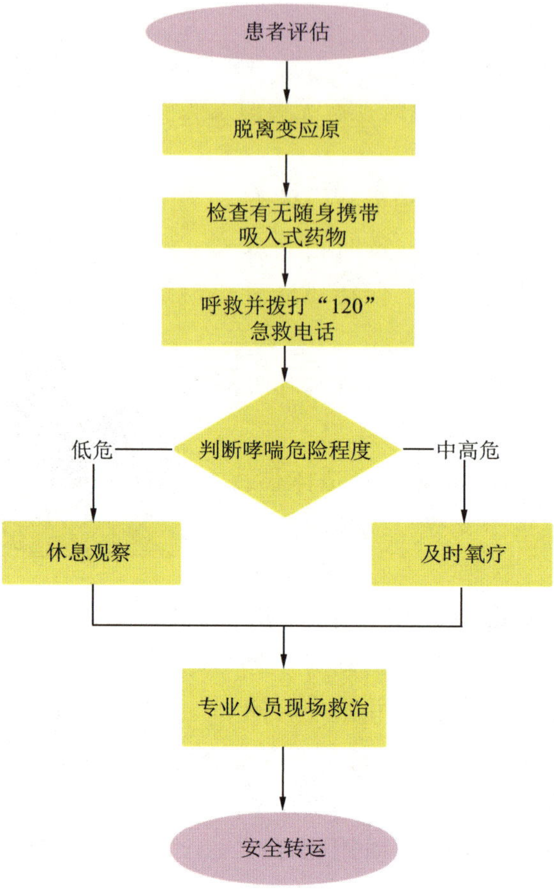

图 3-23　哮喘急性发作现场救治流程图

五、预防

（1）避免诱发因素，如避免摄入易致过敏的食物，不养宠物，不接触刺激性气体，预防呼吸道感染，注重劳逸结合。

（2）保持规律的生活作息和乐观情绪，在缓解期应加强体育锻炼、耐寒锻炼及耐力训练，增强体质和免疫功能。

（3）日常可进行呼吸肌的训练，如胸部扩张运动等，以加强呼吸功能。

（4）哮喘患者应在专科医生的指导下用药，学会识别哮喘发作的先兆表现和病情加重的征象。随身携带吸入式药物及哮喘急救小卡片，当哮喘发作时能够紧急自我处理，并出示卡片寻求帮助。

知识链接

哮　喘

哮喘是气道的一种慢性炎症性疾病，需要坚持长期、规范、持续、个体化的治疗。虽然哮喘症状严重且一般难以治愈，但只要遵医嘱坚持规范治疗，大多数患者能得到长期有效控制。

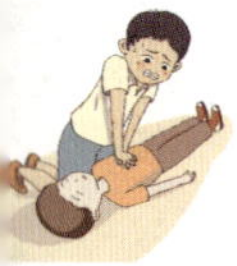

第十节 横纹肌溶解症

一、情景案例

李同学，男，14 岁，平时不喜欢运动锻炼，昨日体育课“青蛙跳”200 米后双侧大腿肌肉酸痛，第二天酸痛感加重且腰部疼痛难忍，同时伴有头晕、乏力、恶心，继而出现酱油色尿，老师随即通知家长，并将其送往医院急诊科就诊。经检查，确诊为横纹肌溶解症。

二、相关知识

（一）概念

人体的肌肉组织包括平滑肌、骨骼肌、心肌，后两者并称为“横纹肌”。横纹肌溶解症是指横纹肌细胞被破坏和崩解，从而使肌酸激酶、肌红蛋白等细胞内成分进入血液循环，引起人体内环境紊乱，甚至急性肾功能衰竭的一组临床综合征。(图 3-24)

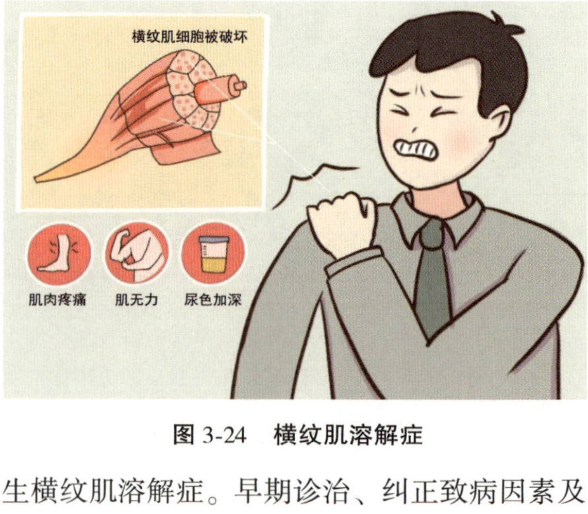

图 3-24　横纹肌溶解症

剧烈运动可能导致横纹肌溶解，尤其是平常很少运动的人，在温度高、湿度大的环境下剧烈运动更容易发生横纹肌溶解症。早期诊治、纠正致病因素及预防并发症是患者预后的关键。

（二）分类

按照病因，可将横纹肌溶解症分为以下三种类型。

1. 物理性横纹肌溶解症

如在地震、车祸等灾害中肢体受到重压等引起的横纹肌溶解症。

2. 非物理性横纹肌溶解症

如某些降脂的药物、“洗虾粉”之类的毒物、流感病毒或肺炎球菌造成的感染等引起的横纹肌溶解症。

3. 运动性横纹肌溶解症

如高强度的体育锻炼、在高温潮湿的环境下作业等引起的横纹肌溶解症。在日常生活中，此类患者较为常见。

（三）临床表现

横纹肌溶解症的临床表现主要有以下三个方面（图 3-25）。

1. 局部症状

受累肌群疼痛、肿胀、压痛、肌无力。

2. 全身不适

乏力、发热、心动过速、恶心、呕吐等。

3. 肾脏损伤相关表现

酱油色尿（肌红蛋白尿）、少尿、无尿等。

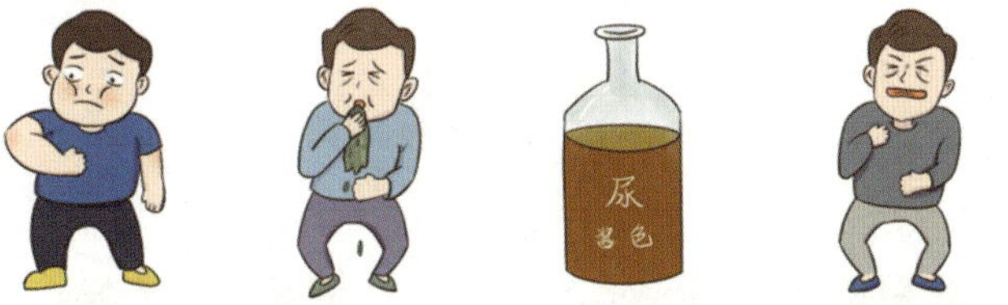

水肿　恶心、呕吐　酱油色的尿　浑身肌肉疼痛

图 3-25　横纹肌溶解症的临床表现

三、现场救治原则

（一）环境评估

必须先确认周围环境安全，再对患者施救，以免发生二次伤害。

（二）患者评估

结合患者的症状评估有无横纹肌溶解症的诱发因素。

（三）现场急救

（1）若患者剧烈运动后肌肉严重酸痛，应立即停止锻炼，脱离高温酷热环境，躺下休息。

（2）给患者多饮用淡盐水。

（3）若患者休息后肌肉酸痛症状不缓解反而加重，同时尿色加深，呈酱油色伴尿量减少，甚至无尿等，应尽快就医。

四、现场救治流程图

横纹肌溶解症现场救治流程如图 3-26 所示。

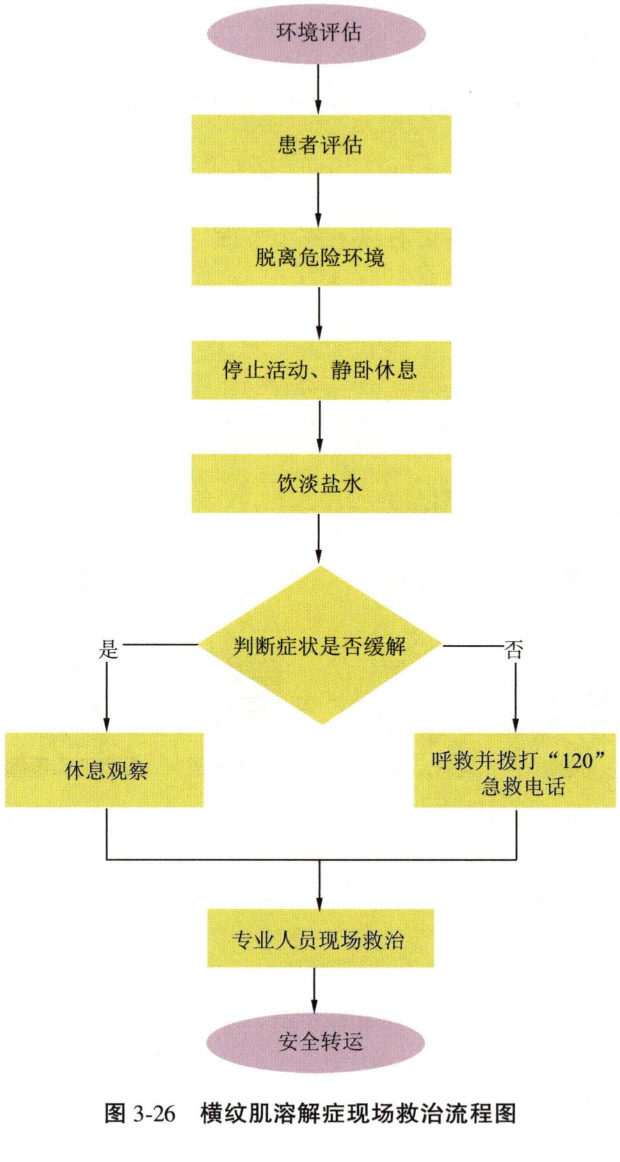

图 3-26　横纹肌溶解症现场救治流程图

五、预防

（1）运动前应充分热身，要循序渐进，避免突然开始高强度运动。

（2）避免在高温酷暑等恶劣环境下进行繁重的体力劳动或过度的体能训练。（图 3-27）

（3）高强度运动后应及时休息，少量、多次、充分、及时补充水、电解质及维生素。

（4）运动过程中及运动后，如果出现显著的肌肉疼痛、肌肉肿胀伴尿色加深，必须警惕横纹肌溶解症，及时至医院就诊。

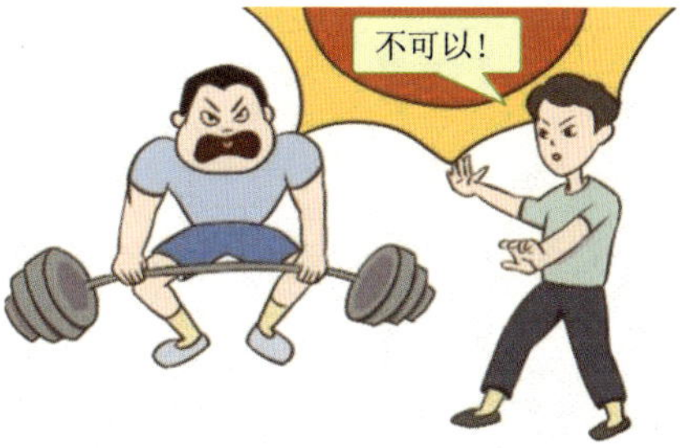

图 3-27　避免过度的体能训练

知识链接

100 个深蹲与横纹肌溶解

2011 年，美国爱荷华大学橄榄球校队发生了一起后来称得上臭名昭著的“100 个深蹲导致横纹肌溶解”的集体事件。在一次训练中，教练要求所有球员在最短的时间内完成 100 个杠铃深蹲。尽管杠铃深蹲的重量仅为他们最大深蹲重量的一半，对于这些橄榄球运动员的能力而言，正常训练完全没压力，但是在最短的时间内完成杠铃深蹲 100 次，就严重过量了，事后 13 名球员因横纹肌溶解而住院治疗。

思考与讨论

1. 心搏骤停最可靠和迅速的判断依据是（　　）。

A. 呼吸停止　　B. 意识和大动脉搏动消失

C. 心音消失　　D. 瞳孔散大

2. 在所有的晕厥中，危险性最大、需要立即得到专业急救人员治疗的是（　　）。

A. 心源性晕厥　　B. 反射性晕厥

C. 脑源性晕厥　　D. 代谢性晕厥

3. 昏迷伴有面色苍白及出汗的患者多见于（　　）。

A. 急性一氧化碳中毒　　B. 低血糖及休克

C. 安眠药中毒　　D. 中暑

4. 头痛的治疗包括以下原则，除了（　　）。

A. 减轻症状　　B. 终止发作　　C. 预防复发　　D. 手术探查

5.（　　）是急性冠脉综合征的主要症状，一般持续 3～5 分钟，不超过 15 分钟。

A. 胸痛　　B. 胸闷　　C. 濒死感　　D. 出汗

6. 对未明确诊断的急腹症患者，下列处置方法中错误的是（　　）。

A. 严密观察　　B. 禁用泻药和灌肠

C. 禁用吗啡、杜冷丁等止痛剂　　D. 流质饮食

7. 多选题：现场救护癫痫发作的患者，不应该采取的措施是（　　）。

A. 扶住患者，将其平放在地上，使其保持呼吸道通畅，移除周围可能造成伤害的物体

B. 按压患者肢体，避免过度抽搐，造成肌肉损伤

C. 在患者的上下牙齿之间放上毛巾，防止咬伤舌头

D. 如果抽搐时间较长，可以掐患者人中、合谷、足三里等穴位救治

8. 多选题：患者，女，35 岁，支气管哮喘病史 6 年，外出旅游时突然哮喘发作，应采取的措施是（　　）。

A. 休息　　B. 湿化呼吸道

C. 心理护理　　D. 使用支气管舒张剂

9. 判断题（认为正确打“√”，认为错误打“×”）：流鼻血时，应抬头或仰起头以达到止血的目的（　　）。

10. 判断题（认为正确打“√”，认为错误打“×”）：大量运动后发生横纹肌溶解是因为身体素质差（　　）。

第四章

校园意外伤害的救护

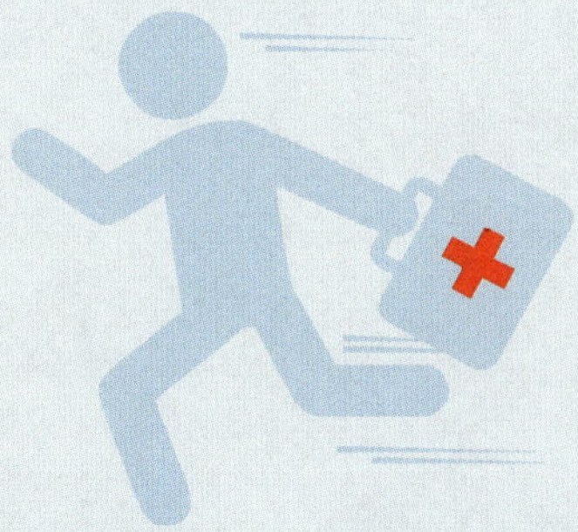

第一节 锐器伤

一、情景案例

某天上午科学实验课上，老师正在给同学们上课，突然“啊”的一声尖叫打破了宁静，循声望去，后排的李同学正紧紧握住左手食指，鲜血从他的指缝中渗出，同桌周同学失神地呆坐着。原来，李同学与周同学在上课期间为了争夺一把剪刀互不相让，争执过程中剪刀突然脱落，争夺剪刀的李同学被划伤了左手，刀口约 3 厘米长，表皮外翻，血流不止，无法自凝。老师见状立即用干净的布按压其伤口，并陪同至医务室，校医初步处置后送至附近医院急诊科清创缝合。

二、相关知识

（一）概念

锐器伤是指由刀缘或尖端锐利的物体造成的损伤，常导致皮肤及皮下组织破裂。

（二）分类

根据锐器的种类及其着力方式的不同，将锐器伤分为切伤、砍伤、刺伤三类。

1. 切伤

切伤为锐利物体（如刀刃）切开体表所致，其创缘较整齐，伤口大小及深浅不一，严重者深部血管、神经或肌肉可被切断。

2. 砍伤

砍伤与切伤相似，但因刃器较重或作用力较大，故伤口常较深，组织损伤较重，伤后的炎症反应较明显。

3. 刺伤

刺刀、剪刀、铁钉、竹片、钢丝等猛力插入软组织所致的损伤。若刺到深部体腔，刺伤内脏，可引起体腔内大量出血或穿孔；若刺破大血管或心脏，可立即致死。

（三）临床表现

伤口边缘相对整齐，损伤程度与切口的大小、深度一致。污染较轻，伤口出血较多，常造成重要的深部组织如神经、肌腱、血管的切割伤。严重者导致指端缺损、断指或断肢。

三、现场救治原则

（一）环境评估

必须先确认周围环境安全，再对伤病员施救，以免发生二次伤害。

（二）初步评估

（1）先救命后治伤。初步评估伤病员的意识状态（如是否清醒，呼喊能否应答），若伤病员不能应答，则评估其颈动脉搏动和自主呼吸情况。

（2）呼救。立即启动应急反应系统，呼叫班主任或者校医等学校人员，根据情况拨打“120”急救电话或自行送医。

（三）进一步评估

了解受伤的原因、过程及受伤部位，查看伤口的大小、深度、污染程度、出血情况、有无异物、有无肢体离断等。

（四）急救处置

1. 止血

（1）按压止血：大部分活动性出血的止血方法是用纱布或者干净的布按压伤口5~10分钟，注意覆盖面积要超过伤口周边至少3厘米。在这过程中，切勿过早松开；若持续按压5~10分钟后仍存在出血，需要在原有敷料上加盖敷料持续按压；若直接压迫不能控制出血，应使用止血带等其他止血方法。

（2）止血带止血：止血带应扎在伤口的近心端，上肢结扎应在上臂的中上1/3处，下肢结扎在大腿中上部，尽量靠近腹股沟。止血带应松紧适宜，以出血停止且远端摸不到动脉搏动时的最小压力为宜，止血带下应加衬垫。紧急情况下可就地取材，利用三角巾、围巾、领带、衣服、床单等作为布带止血带（宽度10~15厘米）。切忌用绳索、铁丝、电线等代替止血带加压止血。结扎好止血带后，在显著部位做标记，注明结扎时间（24小时制），并精确到分钟。（图4-1）

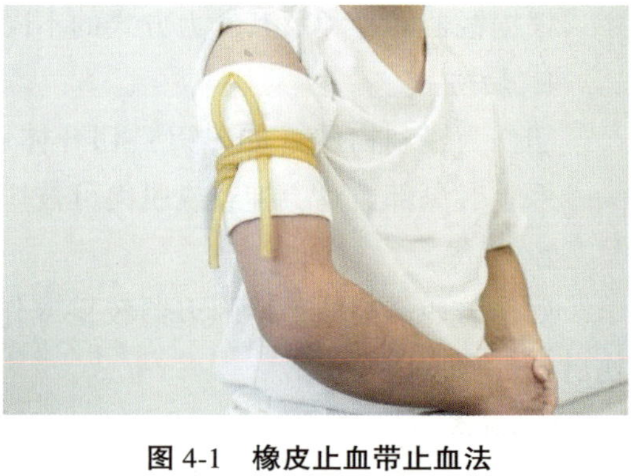

图4-1 橡皮止血带止血法

扎止血带时间越短越好，总时间不应超过 2 小时。院外急救时，止血带一旦使用则不建议松开，除非患者得到可以替代的彻底止血的救治。

2. 伤口包扎

伤口止血后，可用创可贴、纱布或绷带进行包扎。离断肢体的残端可以用无菌敷料、弹性绷带加压包扎。

3. 局部固定

如果肢体发生骨折，可以进行简单固定，第一时间拨打“120”急救电话或者及时就医。

4. 离断肢体的处理

若伤病员生命体征基本平稳，应尽量找到离断的残端部分随伤病员一起送医。将离断肢体用干净的敷料或布包裹，再放入塑料袋，袋子上标注伤病员姓名、日期、离断时间、肢体部位及冷藏时间。如果有冰块（若现场无冰块，可用冰棍等代替），把封好的袋子放入有冰的大袋子或容器中，不要直接把离断部分放在冰上，切记不要使用干冰。冷却可以减慢化学反应，延长可再植的时间。(图 4-2)

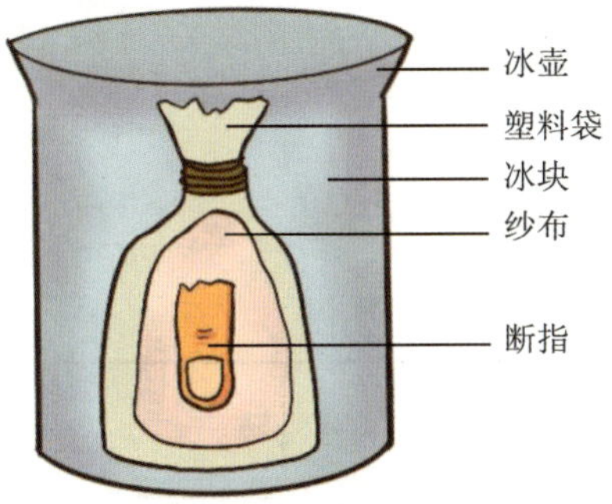

图 4-2 离断肢体（断指）的处理

5. 注意事项

禁止往伤口撒任何粉剂，如铅笔灰、煤灰、烟灰、消炎粉、中药粉等，以免造成伤口的感染。此外，切忌用面纸、卫生纸等直接覆盖伤口，以免给伤口的清理带来困难。

四、现场救治流程图

锐器伤现场救治流程如图 4-3 所示。

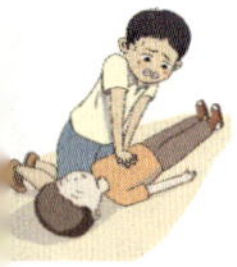

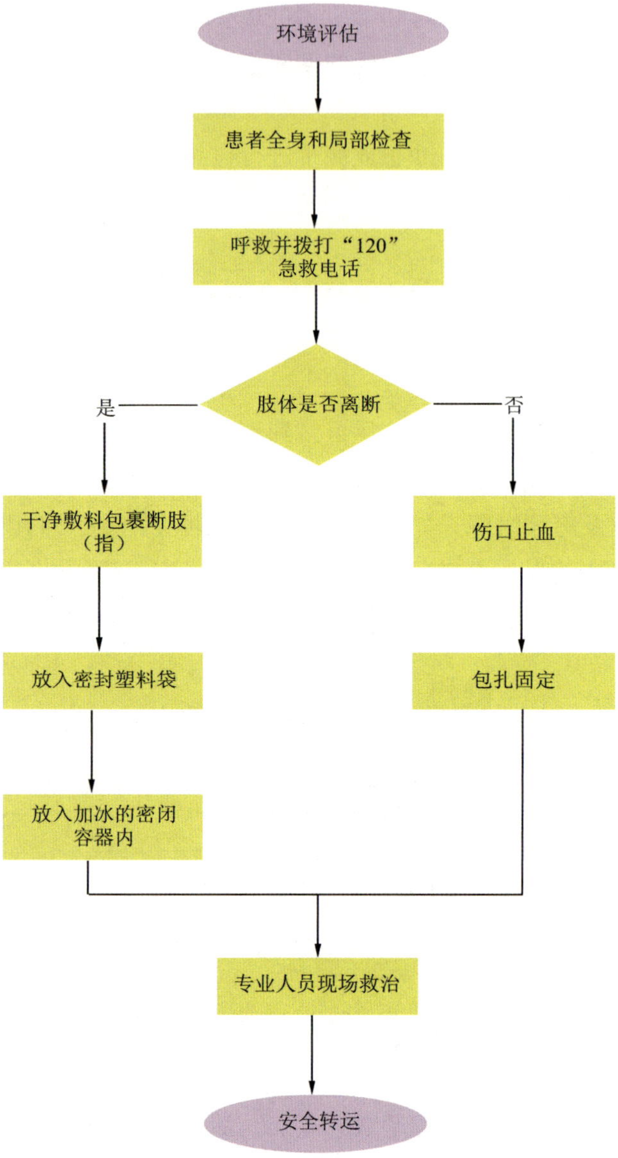

图 4-3　锐器伤现场救治流程图

五、预防

（1）校园内使用各种刀具时，严禁打闹，注意力要集中，使用后及时将刀具放回原位。

（2）发现校园内有暴露的铁皮角、金属丝头、铁钉等尖锐物体时，要及时汇报并维修，以免发生意外。

知识链接

校园安全注意事项

校园是我们成长的绿色摇篮，为了保证校园安全，特别提醒大家注意以下6点。

1. 专心使用：使用锐器如圆规、小刀等物品，务必保持专心和集中注意力。

2. 注意用力方向：使用锐器时不能向着身体的方向用力，要向外用力，但要注意不要误伤他人。

3. 不当餐具：不要把刀具等锐器当作餐叉，不要用刀吃食物，以免伤到口唇。

4. 安全摆放：锐器摆放要固定稳当，避免碰落，致人受伤。

5. 禁止挥舞：不要拿着锐器挥舞，以免伤到他人。

6. 严禁携带：不要随身携带锐器，更不能把锐器当作争斗工具。

让我们从细微之处开始，用心使用锐器，保护自己和他人的安全，让校园成为温馨、快乐学习的天地！

第二节 关节扭伤

一、情景案例

半年前，李同学在踢足球时不小心摔倒把脚给崴了，起来后发现自己还能走，觉得肯定没问题。回家后自行用毛巾热敷、按摩，结果脚踝肿痛不但没有缓解，反而更加严重了。他赶紧到医院骨科就诊，X 线检查提示他的脚踝部位并未发生骨折。过了两三个月，李同学的脚踝逐渐消肿，也不疼了。但是现在，他的踝关节经常出问题，经过凹凸路面或剧烈运动时就容易崴脚，导致他再也不能畅快地在绿茵场上驰骋了。后来经过诊断，李同学就是因为没有重视上次的扭伤，也没有经过系统的康复，导致踝关节周围韧带松弛，最终出现了踝关节不稳。那么发生关节扭伤后到底应该如何处理呢？

二、相关知识

（一）概念

关节扭伤是指因旋转、牵拉或肌肉猛烈而不协调的收缩等间接暴力，使关节突然发生超出生理范围的活动，造成肌肉、肌腱、韧带、筋膜、关节囊等组织撕裂、断裂或移位等。目前踝部扭伤已成为日常活动和运动中最常见的骨骼肌肉系统损伤。（图 4-4）

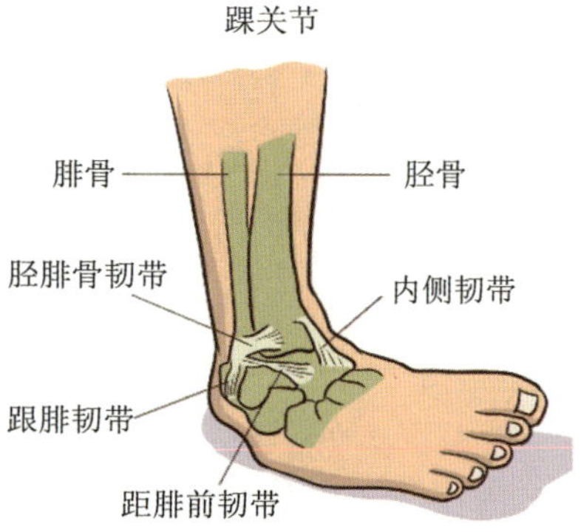

图 4-4　踝关节

（二）临床表现

主要临床表现有疼痛、肿胀、功能障碍。

1. 疼痛

疼痛的程度与创伤的程度、部位、性质、范围、炎症反应强弱及个人耐受力等有关。疼痛于活动时加剧，制动后减轻，常在受伤2~3日后逐渐缓解。

2. 肿胀

由局部出血及液体渗出所致，常伴有皮肤青紫、瘀斑、血肿，伤后2~3日达到高峰。严重肿胀可致局部或远端肢体发生血供障碍。

3. 功能障碍

局部组织结构破坏、疼痛、肿胀或神经系统损伤等原因所致。

三、关节扭伤的处理

以下是关节扭伤的处理（图4-5）。

（一）局部制动

受伤者不要随意走动，可坐下或躺下，保证舒适体位。不要对扭伤部位进行按摩、扭转和牵拉，以免进一步加重关节损伤。严重关节扭伤的患者，可伴有软组织撕裂甚至骨折。

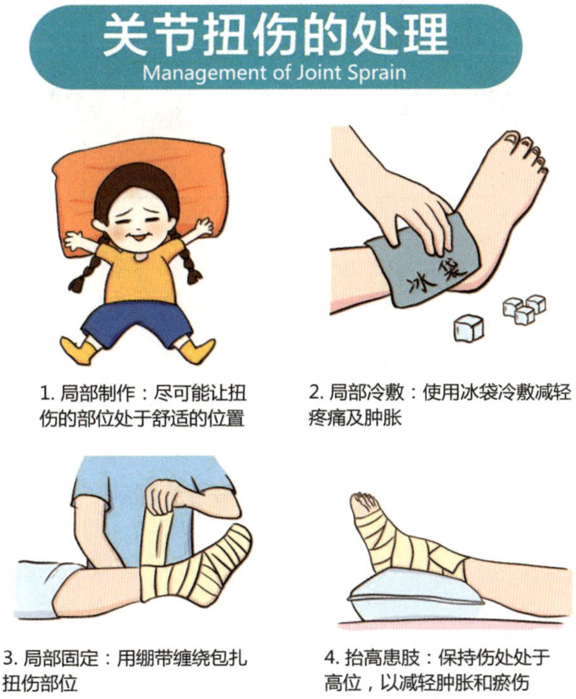

图4-5 关节扭伤的处理

（二）局部冷敷

冷敷可以减轻肿胀、缓解疼痛。冷敷时冰袋不要直接接触患者皮肤，并且要注意观察患者皮肤的颜色、温度、感觉及肿胀程度等。一般受伤 48 小时后改用热敷或就医后遵医嘱，具体冷敷时间应根据受伤的严重程度进行调整。

（三）局部固定

受伤后可就地取材，先用木板、夹板等将患者扭伤的关节固定，在肿胀处可用厚布垫包裹，再用绷带适当加压包扎固定，并每隔 10 分钟检查一次伤肢远端血液循环。

（四）抬高患肢

患肢高于心脏水平，可以促进血液循环，减轻肿胀。

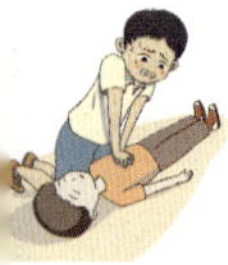

四、现场救治流程图

关节扭伤现场救治流程如图 4-6 所示。

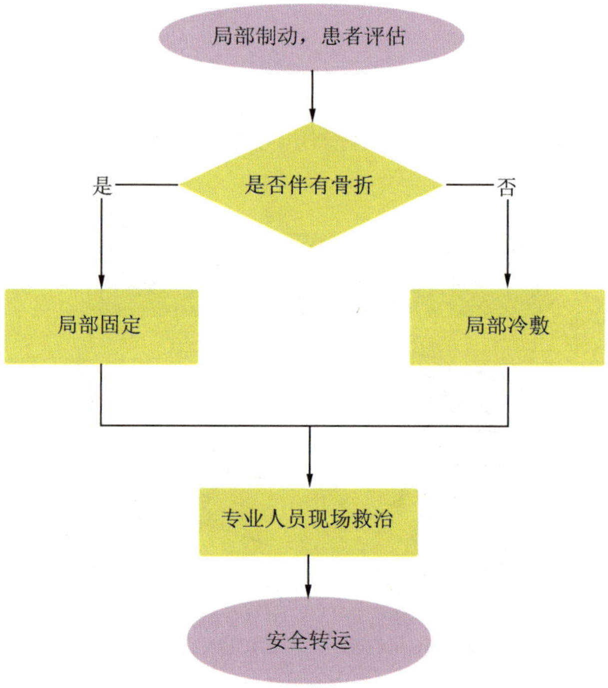

图 4-6　关节扭伤现场救治流程图

五、预防

（1）做好运动前的准备活动：准备活动可使全身关节充分舒展，提高机体各部分的机能水平，预防运动损伤的发生；运动时应避免身体冲撞。

（2）使用防护用具：运动前可根据需要正确佩戴防护用具，如护膝或护腕等，以减少意外的发生。

（3）科学安排训练时间和负荷：身体疲劳会使学生的注意力、反应能力、力量和耐力下降，导致其在训练和比赛中不能迅速做出正确反应而受伤。因此，平时应加强身体素质建设，循序渐进。

知识链接

脚扭伤

若患者脚扭伤后能持重站立，勉强走路，说明扭伤为轻度，可自行处置。若患者脚扭伤后活动有剧痛，不能持重站立或挪步，患处按压疼痛并逐渐肿起来，说明可能伤及骨头，应立即到医院救治。

第三节 骨　折

一、情景案例

李同学在学校操场奔跑时不慎绊倒，左手掌撑地，当即感到左手腕部疼痛，活动受限，随后左手腕部开始肿胀，疼痛加剧。周围同学见状连忙扶起李同学，并呼叫老师。老师到场查看李同学伤情后立即拨打“120”急救电话，并陪同至医院急诊科就诊。X 线检查示李同学左尺桡骨骨折，医生予以进一步治疗。

二、相关知识

（一）概念

骨折是指骨的完整性和连续性中断，可发生在任何年龄和身体的任何部位。多由暴力、创伤和骨骼疾病所致，以创伤性骨折多见，常见于交通事故、坠落或跌倒等。

（二）分类

根据骨折处是否与外界相通，骨折可分为开放性骨折和闭合性骨折。

1. 开放性骨折

骨折部位的皮肤或黏膜破损，骨折断端直接或间接与外界相通。

2. 闭合性骨折

骨折处皮肤或黏膜完整，不与外界相通。

（三）临床表现

骨折的临床表现主要有疼痛和压痛、肿胀和瘀斑、功能障碍。（图 4-7）

1. 疼痛和压痛

受伤部位疼痛，移动患肢时疼痛加剧，伴明显压痛。

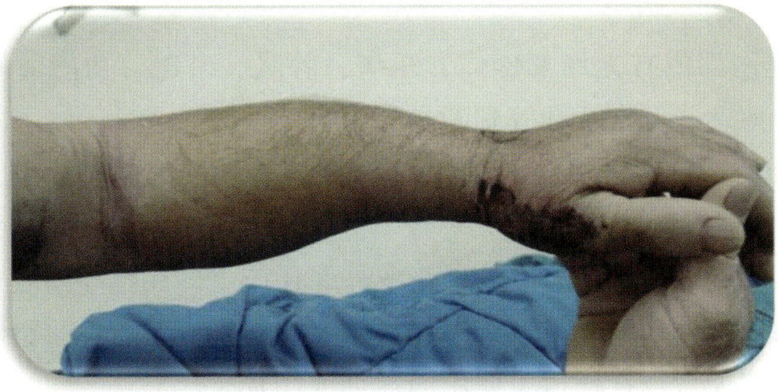

图 4-7　骨折的临床表现

2. 肿胀和瘀斑

骨折处血管破裂出血形成血肿，软组织损伤导致水肿，皮肤可呈紫色、青色或黄色。

3. 功能障碍

受伤的肢体或部位活动受限。

（四）特有体征

1. 畸形

骨折端移位可使患肢外形发生改变，多表现为缩短、成角或旋转畸形。

2. 反常活动

肢体非关节部位出现类似于关节部位的活动。

3. 骨擦感或骨擦音

两骨折端相互摩擦时可产生骨擦感或骨擦音。

具有以上三个特有体征之一即可诊断为骨折。

三、现场救治原则

（一）环境评估

必须先确认周围环境安全，再对伤病员施救，以免发生二次伤害。

（二）初步评估

（1）先救命后治伤：初步评估伤病员意识状态（如是否清醒，呼喊能否应答），若不能应答则评估伤病员的颈动脉搏动、呼吸情况。

（2）呼救：立即启动应急反应系统，呼叫周围人员请求帮助，并第一时间拨打“120”急救电话。

（三）进一步评估

（1）了解受伤机制和受伤部位，如果疑有脊髓损伤或颈椎损伤，应尽量使伤病员保持其原体位不动。

（2）根据受伤部位有无局部疼痛、压痛、肿胀、瘀斑、功能障碍，局部有无畸形、骨擦感或骨擦音、反常活动等判断有无骨折。

（3）根据受伤部位有无伤口，判断是开放性骨折还是闭合性骨折。

（四）伤口处理

开放性骨折的处理，除及时有效地止血外，还应立即用洁净敷料包扎伤口，以防伤口污染。切勿回纳外露的骨折端，以免污染深层组织。禁止在骨折断端外露的伤口处直接包扎。不建议自行在伤口上使用消毒剂或药物。

（五）简单固定

在急救现场可就地取材，如木棍、板条、树枝或硬纸板等都可作为固定器材，其长短应以能固定骨折处上下两个关节为准（图 4-8）。若现场难以寻到固定器材，骨折的上肢可与胸壁固定在一起，骨折的下肢可与健肢固定在一起。

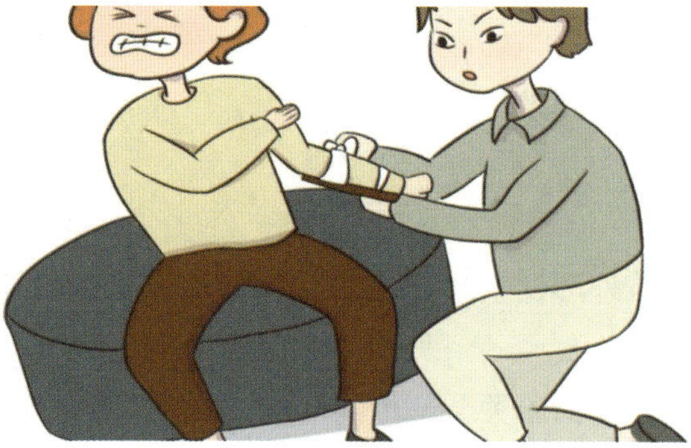

图 4-8　骨折的简单固定

（六）安全搬运

搬运伤病员必须注意避免再损伤的发生。遇到特殊情况，如搬运脊髓损伤伤病员时，应将伤病员仰卧，由 3～4 人分别托起伤病员的头部、肩膀、腰部、下肢，协同将伤病员平移至担架上，严禁搂抱伤病员或采用一人抬头一人抬脚法搬运伤病员。搬运颈椎损伤伤病员时，先用颈托外固定，而后再将伤病员平移至担架上，严禁强行搬运伤病员头部。若无颈托，可用沙袋或折好的衣物放在伤病员颈部两侧加以固定。

（七）安全转运

经以上现场救护后，应将伤病员迅速、安全地转运至医院救治。转运途中要密切监测伤病员生命体征，尤其是呼吸。避免行驶在颠簸的道路上，以免造成骨折移位，并注意保暖。

四、现场救治流程图

骨折现场救治流程如图 4-9 所示。

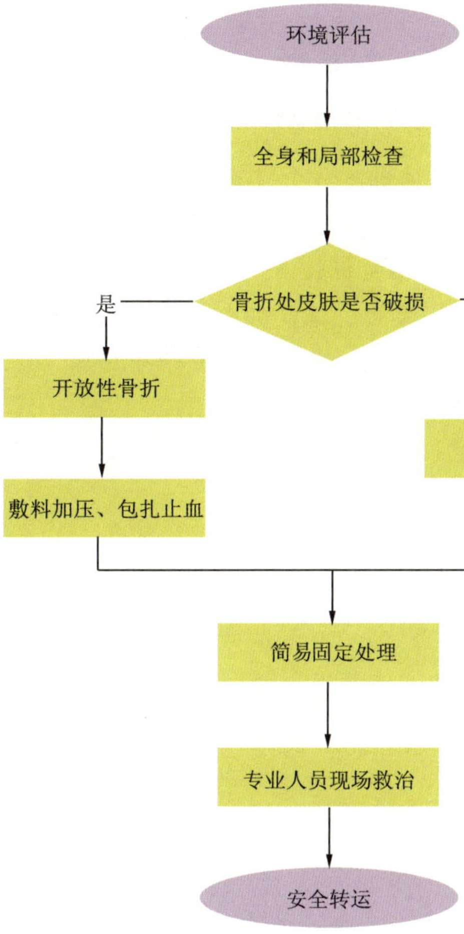

图 4-9　骨折现场救治流程图

五、预防

（1）注意交通安全，规范出行行为：应增强交通安全意识，遵守交通规则，过马路时走人行横道，不闯红灯；走路时集中注意力，不看手机、不听音乐；不与机动车抢道。骑车出行前应先检查车辆性能，不逆行骑车、不扶肩并行、不双手离把骑车、不攀扶其他车辆，并在非机动车道内行驶。在穿越斑马线或中途车闸失灵时，应下车推行；骑车转弯时不强行猛拐，应先伸手示意，观察后方来车，确保安全后方可转弯。结伴出行时不相互追逐、打闹。

（2）注意运动安全：运动时应提高预防运动损伤的意识，遵循体育锻炼的原则。活动前应有针对性地做好身体和心理方面的准备活动。同时，提高自我保护能力，如摔倒时，顺势做屈膝、弯腰、低头含胸、团身滚动动作，切不可用前臂或肘部撑地。

知识链接

骨折后的功能锻炼

“伤筋动骨一百天”不代表卧床3个月不活动，骨折后应根据伤情尽早恢复功能锻炼。在骨折的愈合过程中，制动确实是关键的一点，但应该理解为不能随意下地负重和剧烈活动受伤肢体。肢体的活动，不仅可以增加骨折断端的生理应力，促进骨折的愈合，恢复肌肉、韧带的弹性和韧性，避免关节僵硬，还可以减少因卧床而导致的褥疮、肺炎等并发症。最后，切记功能锻炼应在专业的医生指导下进行。

第四节 异物穿刺伤

一、情景案例

李同学，初中二年级，在参加班级大扫除时不慎摔倒，被桌角突出的一枚尖锐铁钉扎伤手掌，李同学当即感到剧烈疼痛，且伤口涌出大量鲜血，李同学和周围同学瞬间慌了神，连忙呼叫老师请求帮助。老师到现场查看后马上拨打“120”急救电话，并现场为李同学进行止血、包扎，随后老师陪李同学至医院急诊科，医生予以进一步治疗。

二、相关知识

（一）概念

异物穿刺伤是指异物刺入组织内引起的损伤（图 4-10）。

（二）临床表现

一般此类伤口小而深，易并发感染，若刺伤深部体腔、内脏，可引起体腔内大出血、穿孔等。具体有以下临床表现。

1. 疼痛和压痛

受伤部位疼痛，特别是伤处位于手掌等神经密集的部位时，疼痛极为明显。

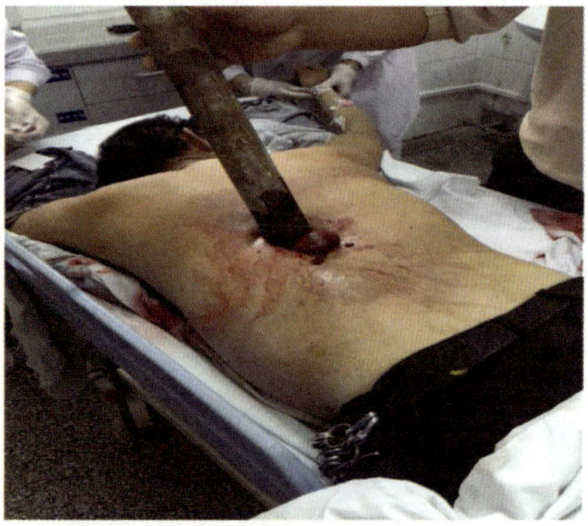

图 4-10　异物穿刺伤

2. 出血

创伤部位不同，出血量也有所不同。如果创伤部位有大血管，可能造成出血性休克。

3. 功能障碍

受伤肢体或部位活动受限。

三、现场救治原则

（一）环境评估

必须先清理周围危险物品，确认环境安全，再对伤病员施救，以免发生二次伤害。

（二）初步评估

先救命后治伤。初步评估伤病员的意识状态（如是否清醒，呼喊能否应答）。若伤病员不能应答，则评估其颈动脉搏动及呼吸、出血情况。

（三）呼救

立即启动应急反应系统，呼叫周围人员请求帮助，并第一时间拨打“120”急救电话。

（四）进一步评估

如有物体嵌在体内，在医务人员开始处理伤口之前，请不要移动该物体，因为取出物体可能会引起更严重的出血和损害。若异物体积太大或影响搬动伤病员，应及时向消防人员求助。

（五）急救处置

安慰伤病员保持冷静；尽量使用敷料、绷带等保护性器具固定异物，使其相对稳定，切不可大幅度搬动伤病员或擅自拔除异物，以免异物在伤病员体内撕裂组织引起进一步的损伤、出血；同时注意观察伤病员的生命体征，正确采取止血等措施并尽快送医救治。

四、现场救治流程图

异物穿刺伤现场救治流程如图 4-11 所示。

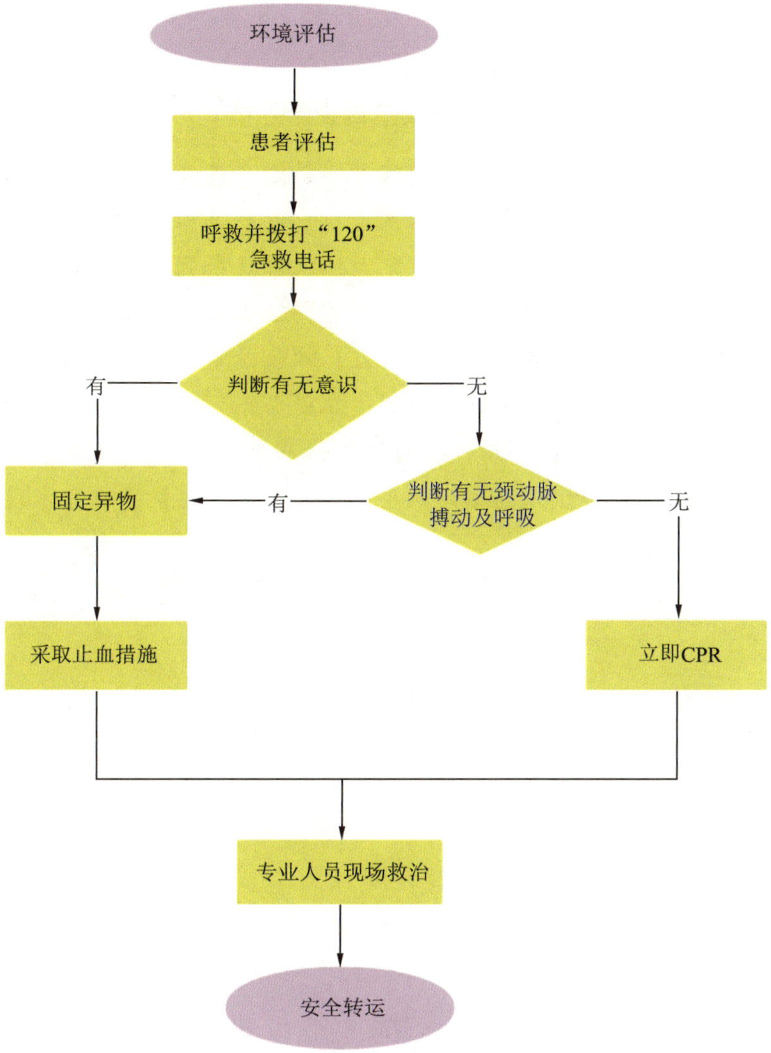

图 4-11　异物穿刺伤现场救治流程图

五、预防

进行校园活动时应注意环境安全，清理或远离周围的危险物品，包括尖锐棍棒和钉子等。站在高处时，应做好安全防护措施，如穿防滑鞋、佩戴护具等。若不慎跌落，应尽量保护头部、大腿和腰部，避免接触到尖锐物品，尽可能减小伤害。

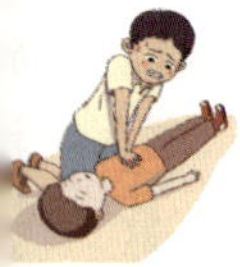

知识链接

受伤后不要擅自拔除异物

为什么受伤后不要擅自拔除异物呢？一是避免伤及重要器官。若异物刺入头部，易伤及脑组织；若异物刺入胸背部，易伤及心、肺、大血管；若异物刺入腹部，易伤及肝、脾。由于我们无法从外观来判断异物是否刺破了大血管或重要器官，如果盲目拔出异物，很容易造成大出血或二次损害重要器官。二是起到压迫止血作用。异物存留在体内虽然有加重感染的可能性，但也在一定程度上起到了压迫止血的作用。三是帮助医生准确判断伤情。保留异物就医，还能帮助医生做出更准确的伤情判断，否则一旦异物被提前拔出，医生由于无法判断其所造成的损伤范围有多大，可能会在手术过程中遗漏某些损伤部位。

第五节 异物卡喉

一、情景案例

李同学在学校食堂吃午饭时边吃边与同学说笑，不慎吞下鱼刺，顿感咽痛，伴吞咽困难，于是他强吞饭团，不久，李同学感到胸前隐隐作痛，遂在老师的陪同下到医院就诊。医生经检查发现鱼刺扎入李同学食管的狭窄处，离胸主动脉仅 1 厘米，十分凶险，随后医生在胃镜下用异物钳将鱼刺拔出。

二、相关知识

（一）概念

在我国异物卡喉并不少见，引发严重并发症的食管异物以枣核、鸡骨、鱼刺等最为常见。多由进食时注意力不集中、匆忙进食及食物未经仔细咀嚼误咽所致。(图 4-12)

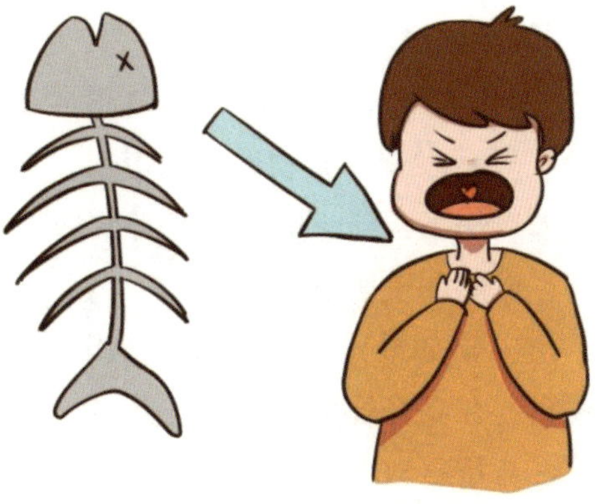

图 4-12　鱼刺卡喉

食道异物最危险及最严重的并发症即异物刺破食管壁，可造成致命性大出血。人体的食管有 3 个生理狭窄。第一个生理狭窄，也就是食管入口，这是 3 个生理狭窄中最窄的部位，异物最易嵌顿于此；第二个生理狭窄是食管入口下 7 厘米左右处，此处贴着胸主动脉，一旦异物刺破食管壁，可能造成致命性大出血；第三个生理狭窄是食管出口处，发生危险的情况较少。

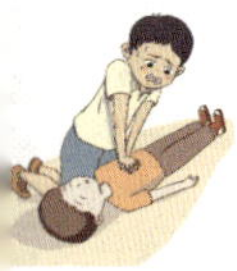

（二）临床表现

当异物卡在咽喉部或者食管时，大多表现为异物阻塞感、吞咽困难、疼痛，可有恶心、呕吐等胃肠道反应。疼痛的位置通常与异物嵌顿的位置一致，异物越接近食管上口，疼痛的位置也就越靠近颈部。若患者呕血或呕吐物中带有血块，除提示黏膜存在损伤外，还需警惕大血管破损。当异物进入气管时，则会引起剧烈呛咳、声嘶，严重者可发生呼吸困难。

三、现场救治原则

（一）环境评估

必须先确认周围环境安全，再对患者施救，以免发生二次伤害。

（二）初步评估

先救命后治伤。初步评估患者的意识状态（如是否清醒，呼喊能否应答）。若伤者不能应答，则评估其颈动脉搏动、呼吸情况。

（三）呼救

立即启动应急反应系统，呼叫周围人员请求帮助，并第一时间拨打“120”急救电话。

（四）进一步评估

发现异物卡喉，应立即停止进食，观察异物位置。若误吞异物的形状尖锐或较大较长、异物具有磁性（如纽扣电池、吸铁石等）或为有害物质，应立即前往医院治疗。

（五）急救处置

（1）发生窒息时，应按气道异物梗阻方法急救。

（2）发现有异物进入食道后，应立即停止进食，避免食物挟裹异物对食道等造成二次伤害，同时也为可能需要的手术做好准备。请勿采用吞咽饭团、喝醋等方法处理，以免加重伤情。

（3）如果异物为鱼刺，且肉眼能看到，用汤匙柄或牙刷柄压住舌头前半部向内观察，在亮光处用镊子将之夹出。在操作过程中应密切观察被卡者面色、意识等的变化。若重复数次后还不能取出鱼刺，应立即就医。

（4）尖锐的骨性或果壳类异物会导致严重的并发症，如穿孔、出血及感染等。异物嵌顿时间越长，相关并发症发生的概率越大。异物卡喉应在 24 小时内取出。

四、现场救治流程图

异物卡喉现场救治流程如图 4-13 所示。

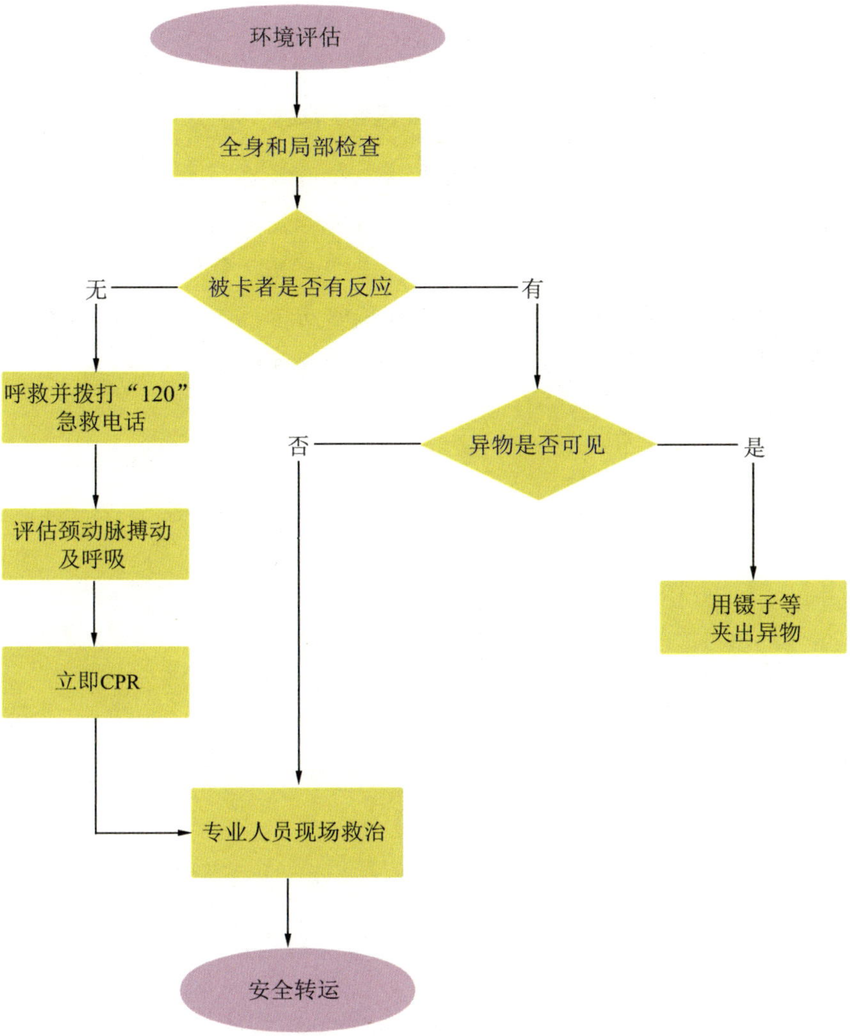

图 4-13　异物卡喉现场救治流程图

五、预防

（1）平时吃圆滑或坚硬的食物时，尽量细嚼慢咽。

（2）口中含有食物时，应避免说笑打闹。

（3）鱼刺嵌顿可出现咽部疼痛、不适、异物感、吞咽梗阻感等临床表现，此时尽快取出异物是关键，切勿自行强制取出。

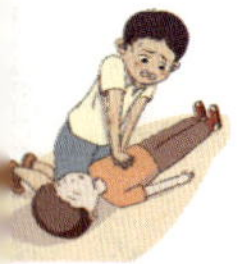

知识链接

鱼刺卡喉不要再喝醋啦！

有人认为醋可以软化鱼刺，实则不然。食用醋的有效成分是醋酸，化学名为“乙酸”，一般一瓶食用醋的乙酸含量为4%~6%，如此之低的含量，用它软化鱼刺需要漫长的时间和持久的浸泡。而且，食用醋中含有的乙酸会灼伤软嫩的食管黏膜，并加重鱼刺扎伤部位的伤情，甚至导致喉头水肿。所以，遇到鱼刺卡喉的时候千万不要用喝醋的方法来处置哦！

第六节 眼外伤

一、情景案例

李同学，高中一年级学生，在做化学实验时，由于没有严格遵守实验室安全制度，违规操作，导致烧瓶突然破裂，瓶内液体溅到李同学眼内，李同学当即感到疼痛难忍，他赶紧捂住双眼，用手揉搓。老师见状立即上前给予清水冲洗李同学的双眼，但因李同学慌乱不配合，仅冲洗了眼皮，未能彻底冲洗结膜囊。随后，老师将李同学送至医院，经检查，其双眼角膜都受到了灼伤。医生的不断冲洗虽然阻止了进一步的损伤，但终因化学试剂在李同学的结膜囊内长时间停留，导致其角膜、结膜发生了不可逆的坏死，李同学的视力还是受到了影响。

二、相关知识

（一）概念

眼外伤是碰撞、拳击、锐器、异物飞溅、爆炸引起的气体冲击、热灼、辐射、酸碱烧伤等外部因素造成眼睛结构和功能损害的统称。

（二）分类

眼外伤主要分为机械性眼外伤和非机械性眼外伤两大类，具体如下。

1. 机械性眼外伤

（1）异物伤：受伤的眼部有异物感、疼痛、畏光、流泪、视力下降、结膜充血等症状，严重的可发生角膜穿孔。

（2）钝挫伤：由拳头、石块及球类打击，以及跌撞、交通事故等引起。受伤后易造成皮下出血而出现青紫肿块、眼内出血，甚至可能发生眼眶骨折，角膜、巩膜破裂，视网膜脱落等。

（3）穿通伤：刀剪、弹弓、玻璃、鞭炮等造成的穿通伤，会造成眼内组织损伤甚至眼球脱出。尤其是一些异物造成的角膜穿通伤，可将大量细菌带入眼内，从而引发眼内发炎、颅内感染，严重者可危及生命。

（4）眼睑外伤：挫伤眼睑小血管破裂，常引起眼睑水肿和出血。出血初为青紫色，后渐变为黄色，可在1~2周内完全吸收。严重挫伤或锐器切割伤时，可出现眼睑皮肤全层裂伤，甚至深达肌层、睑板和睑结膜。

2. 非机械性眼外伤

（1）化学性眼外伤：由化学溶液或气体接触眼部所致，分为酸性损伤和碱性损伤两类。由于碱能溶解脂肪和蛋白质，会使化学物质很快浸入眼内深层，因此碱性损伤的后果较酸性烧伤更严重。

（2）眼部热烧伤：高温液体如铁水、沸水和热油等溅到眼部引起的热烧伤称接触性热烧伤；由火焰喷射引起的眼部烧伤称火焰性热烧伤。沸水、沸油引起的眼部烧伤一般症状较轻，表现为眼睑红斑、水疱，结膜充血、水肿，角膜轻度浑浊。热烧伤严重时，如铁水溅入眼内，可引起眼睑、结膜、角膜和巩膜的深度烧伤，甚至组织坏死。组织愈合后可出现瘢痕性睑外翻、眼睑闭合不全、角膜瘢痕、睑球粘连甚至眼球萎缩。

（3）眼辐射伤：眼睛的角膜上皮细胞和结膜吸收大量强烈的紫外线所引起的急性炎症。常见的原因包括直视紫外线灯、太阳，或电焊、氩弧焊时未佩戴防护镜。

（三）临床表现

根据受伤的机制不同，受伤眼部有异物感、疼痛、畏光、流泪、视力障碍、结膜充血等症状。眼眶周围组织血管丰富，面部受到钝性打击容易造成皮下出血而出现青紫肿块。此外，钝性力在眼球和球壁的传递也会引起多处的间接损伤，引起眼内出血、发生眼眶骨折等。（图 4-14）

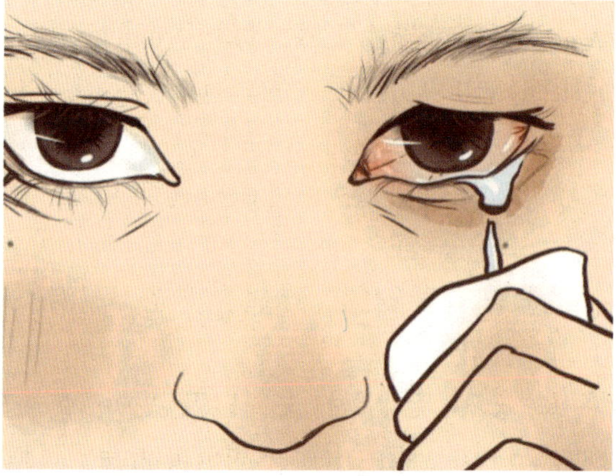

图 4-14　异物入眼的临床表现

三、现场救治原则

（一）环境评估

必须先确认周围环境安全，再对伤病员施救，以免发生二次伤害。

（二）初步评估

初步评估必须遵循先救命后治伤和呼救原则。

1. 先救命后治伤

初步评估伤病员意识状态（如是否清醒，呼喊能否应答）。若伤病员不能应答，则评估其颈动脉搏动、呼吸情况。

2. 呼救

立即启动应急反应系统，呼叫周围人员协助急救，第一时间拨打“120”急救电话。

（三）进一步评估

查看眼部受伤情况。如有异物，应确认是细小物体还是化学物质。

（四）急救处置

应根据伤情做出急救处置，具体如下。

1. 针对眼内异物伤的急救处理

伤病员不要揉搓眼睛，以免造成角膜、结膜擦伤。可尝试将上眼皮提拉起，用眼泪冲洗出异物；也可用眼药水、生理盐水冲洗，冲洗后适当眨眼。如仍感觉有异物，应尽早至医院眼科就诊。也可以用消毒棉签浸生理盐水轻轻地擦去异物。若异物仍不能除去，则尽早至医院眼科就诊。

2. 针对化学性眼外伤的急救处理

若化学物质进入眼中，应立即大量用水冲洗，至少冲洗 30 分钟。若仅有单眼受累，冲洗时务必使其处于较低位置，避免将化学物质冲洗进未受累的对侧眼。充分冲洗后，应立即至医院进行眼部检查。

3. 针对眼部挫伤的急救处理

眼部挫伤后应先行冷敷，每天 3～4 次。切勿按揉或热敷，以免加重皮下血肿。出血停止 48 小时后行热敷，每天 3～4 次。若采取上述措施后仍疼痛不减轻、视力下降，应及时至医院进行全面检查。

4. 针对眼穿通伤的急救处理

发生眼穿通伤后，应立即使用大小合适的纸杯盖住受伤的眼部并包扎固定，切勿将眼内容物回纳眼眶或试图取出异物，严禁用水冲洗伤眼或涂抹任何药物，应迅速将伤病员送至医院急救，尽量避免颠簸及低头的动作，防止眼内容物进一步脱出。

四、现场救治流程图

异物入眼现场救治流程如图 4-15 所示。

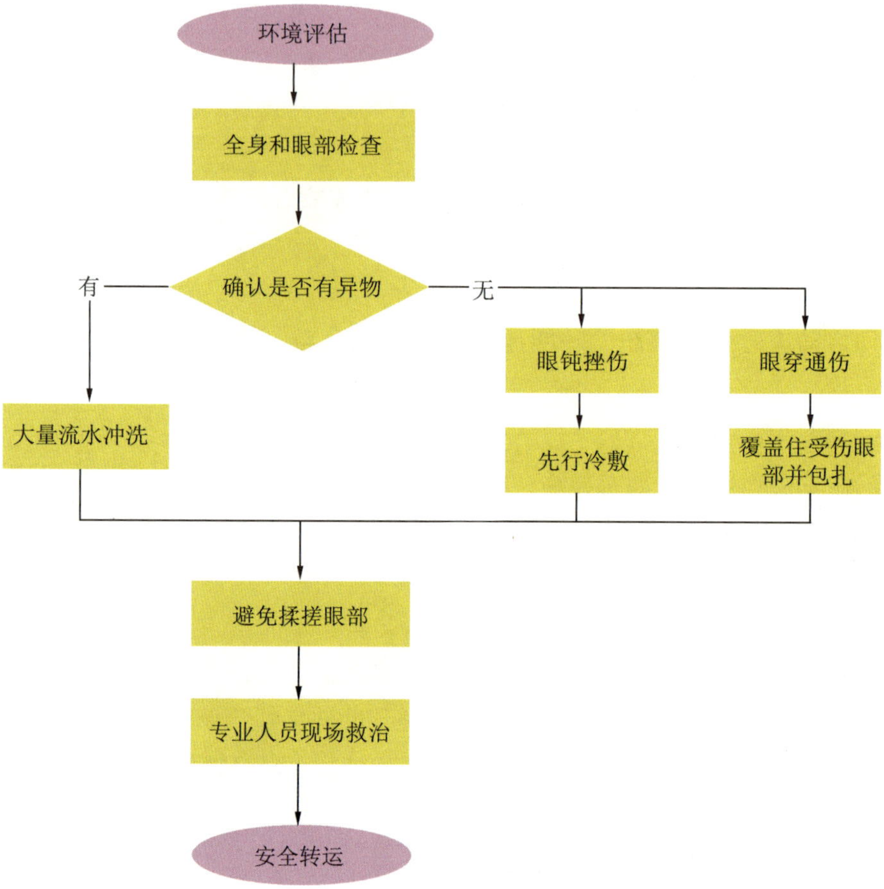

图 4-15　眼外伤现场救治流程图

五、预防

（1）提高青少年对眼睛的保健及安全意识，避免玩耍尖锐的器具；行走奔跑时，避免将铅笔、竹竿等尖锐物品握在手中；远离烟花爆竹；避免在阳光较强的雪地里玩耍。

（2）化学实验课务必遵守实验课相关要求，听从老师指导，防止意外事件发生。

（3）若眼睛受伤，应立即告知家长或老师，及时规范处理或送医治疗，切勿拖延。

知识链接

炽热的火花并不美

很多同学是不是都有这样的记忆：每次路过建材加工点时，如果有工人在电焊钢材或其他建筑材料，身边的大人不仅会急急忙忙地把你拉走，还不让你看电焊产生的火花。那么好奇的同学就要问了：“火花不能碰的理由我懂，可为什么连看都不可以呢?”这时候大人往往会甩出一个简单粗暴的答案：“会瞎!”那么今天就告诉大家为什么不能长时间直视四溅的焊接火花，电焊时产生的紫外线辐射会造成电光性眼炎，这是紫外线对眼角膜和结膜上皮造成损害引起的一种炎症，又称“雪盲”，其特点是眼睑红肿、结膜充血水肿、有剧烈的异物感和疼痛，症状有怕光、流泪和睁不开眼，发病期间会有视物模糊的情况。所以炽热的火花并不美。

第七节 烧伤

一、情景案例

李同学，男，14 岁，在学校食堂吃饭时不慎将热汤打翻，导致双臂及腿部烫伤。老师上前查看发现李同学烫伤处的皮肤发红，伴有剧烈疼痛，立即给予自来水冲洗后将其送至医院就诊。

二、相关知识

（一）概念

烧伤是指由热液（沸水、沸汤、沸油等）、蒸汽、火焰、高温物体、电、化学物质等所致的皮肤或其他组织损害，是儿童意外伤害的第二大常见原因。其中由热液、蒸汽等引起的称为烫伤，是热烧伤的一种。（图 4-16）

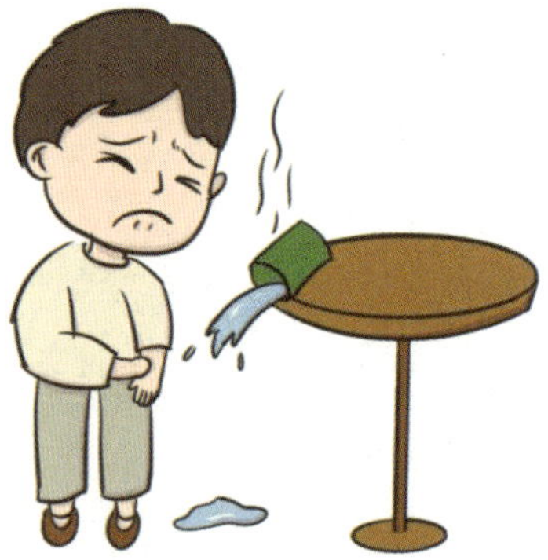

图 4-16　烧（烫）伤

（二）分类

根据烧伤深度的不同，烧伤一般分为以下三种。

1. Ⅰ度（红斑性）烧伤

伤及皮肤表层的烧伤。

2. Ⅱ度（水泡性）烧伤

① 浅Ⅱ度烧伤：伤及真皮浅层，累及生发层，甚至真皮乳头层的烧伤。

② 深Ⅱ度烧伤：伤及真皮深层的烧伤。

3. Ⅲ度（焦痂性）烧伤

伤及全皮肤层皮下脂肪，甚至肌肉、骨骼等的烧伤。

（三）临床表现

不同深度的烧伤可有不同的临床表现，具体表现如下。

1. Ⅰ度烧伤

皮肤局部出现红斑，轻度红肿，无水疱，皮温稍增高，受伤部位疼痛，有烧灼感。

2. 浅Ⅱ度烧伤

局部红肿明显，有大小不一的水疱，剧痛。

3. 深Ⅱ度烧伤

局部肿胀，创面色泽苍白或白中透红，有或无水疱，较疼痛。

4. Ⅲ度烧伤

局部苍白，黄褐或焦黄，严重者呈焦灼，无水泡，疼痛消失。

三、现场救治原则

（一）日常烧伤的处置

1. 处置步骤

日常烧伤的处置通常包括以下 5 个步骤。

（1）冲：尽快脱离热源，减轻热力的持续损伤作用。对烧伤的创面进行降温处理，越早降温越有助于减轻热力损伤的严重程度。通常用自来水浸泡或持续冲洗局部 30 分钟，以不再有明显疼痛为宜（图 4-17）；头面部、颈部等不能冲洗的部位可用冷敷。

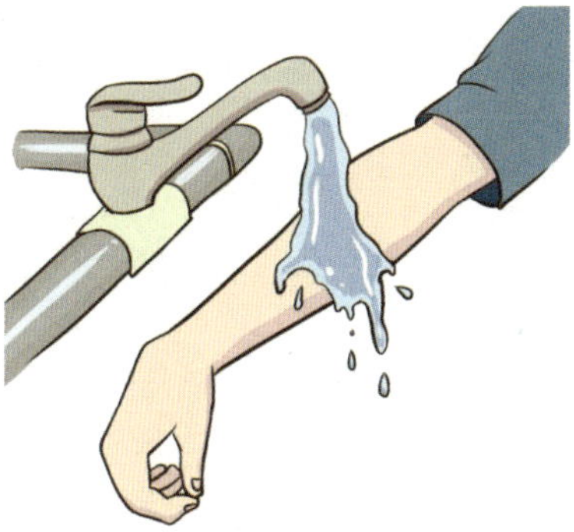
图 4-17　用自来水持续冲洗烧伤处

（2）脱：小心去除衣物、金属、手表等饰品。如果衣服和皮肤粘在一起，千万不要用力撕脱，可用剪刀将其剪开，以免造成皮肤损伤。

（3）泡：可以用水盆浸泡或湿冷毛巾局部冷敷进行持续降温。

（4）盖：创面用无菌纱布、毛巾或干净衣服包裹，禁止用酱油、牙膏、红药水等涂抹。因为酱油中含有盐类，会使细胞脱水收缩，加重损伤；而且酱油、牙膏等不是无菌的，可能会引起伤口感染。此外，由于红药水和酱油颜色较深，涂抹创面后会影响医生对创面深度的判断。

（5）送：完成以上步骤后，尽早送至医院进一步治疗。

2. 注意事项

（1）烧伤后必须用冷水冲洗。

（2）如有水疱，尽量不要把水疱挤破；如果水疱已破，切忌剪除表皮，以免引

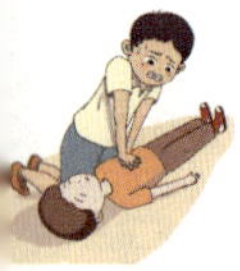

起感染。

（二）化学品烧伤的处置

1. 处置步骤

化学品烧伤的处置通常包括以下 3 个步骤。

（1）立即脱去受到污染的衣服、鞋袜，用纱布或纸巾擦除皮肤黏膜上的化学品。

（2）用大量流动的清水反复冲洗皮肤上的化学品，一般持续冲洗 15~30 分钟。

（3）将创面用水冲洗干净后，用清洁纱布或物品轻轻覆盖创面，立即前往医院处理。

2. 注意事项

发生化学品烧伤，切忌不经处理或冲洗就直接将患者送往医院，因为这样易加重烧伤程度。与此同时，施救者务必做好自身防护。

四、现场救治流程图

烧伤现场救治流程如图 4-18 所示。

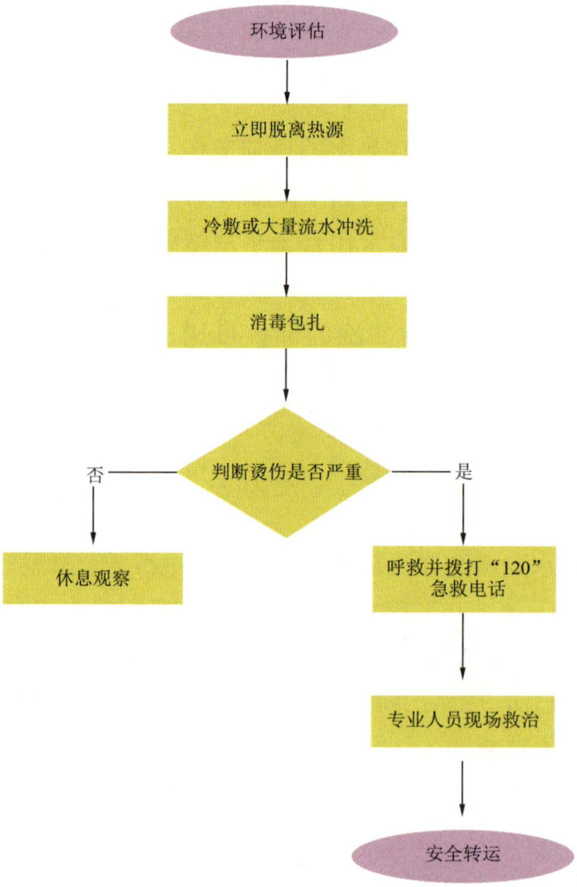

图 4-18　烧伤现场救治流程图

五、预防

（1）学生在学校或日常生活中应注意远离热源，在必须接触的情况下首先应做好个人防护。

（2）使用热水袋保暖时，热水袋必须用毛巾包裹，温度以摸上去不烫为宜。热水袋盖子要拧紧，防止烫伤。

（3）使用暖宝宝时应防止低温烫伤。使用前，应检查暖宝宝的质量；使用暖宝宝时不要直接和皮肤接触，且不要长时间将暖宝宝贴于同一部位。

（4）饮用热水、热汤、热饮料、热牛奶时，应在确定温度适宜后再饮用。

知识链接

低温烫伤更要重视

低温烫伤为什么更要予以重视？相较于高温烫伤，低温烫伤显得悄无声息。低温烫伤一般指长时间接触中等温度的热源所造成的皮肤损伤。低温烫伤的热源温度虽然不是很高，但如果接触时间长，热能可以从表层向深部组织传导，造成皮肤真皮深层甚至皮下深部组织的损害。而且，低温烫伤的皮肤表面往往看着不太严重，但创面往往较深，严重者会造成深部组织坏死，甚至深达骨骼，形成口小底大的烧瓶状创伤。如果处理不当，严重者会发生溃烂，长时间无法愈合，所以某些情况下持续低温烫伤比高温烫伤更严重，更要予以重视。

第八节 食物中毒

一、情景案例

李同学，男，14 岁，中午在校门口买了一份麻辣烫吃，下午上课时突感恶心伴腹痛并有便意，李同学急忙跑到卫生间，前后共解了 7 次水样便。放学时李同学感觉头重脚轻，快到学校大门口时突然晕倒在地，其他同学发现后立即报告老师和校医并紧急拨打“120”急救电话，将李同学送至医院急诊科治疗（图 4-19）。

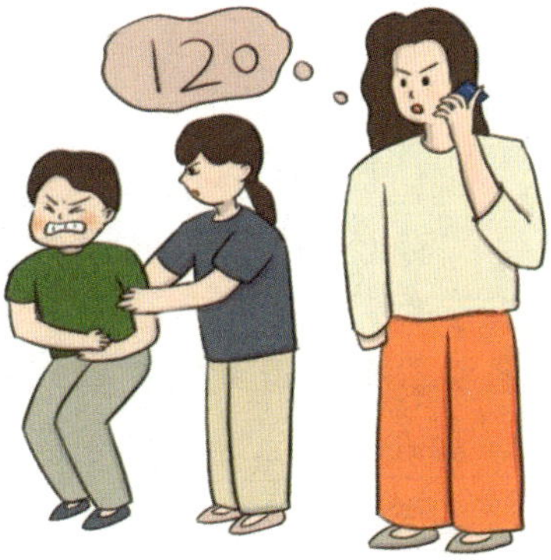

图 4-19　紧急拨打“120”急救电话

二、相关知识

（一）概念

食物中毒是指健康的人进食一定量“有毒”的食物后所引起的，以急性中毒为主要临床特征的疾病。

（二）分类

食物中毒主要有以下 4 种类型。

1. 细菌性食物中毒

细菌引起的食物中毒根据表现可分为以消化系统症状为主的胃肠型食物中毒和以神经系统症状为主的神经型食物中毒。

2. 有毒动植物引起的食物中毒

导致这类中毒的毒素主要来自食物本身，而非外界的污染，如河豚中毒、毒蘑菇中毒等即属于此类。

3. 真菌毒素和霉变食物中毒

如甘蔗等食物在不合适的保存环境中会发生霉变和真菌繁殖，人食用这类食物可能发生真菌毒素和霉变食物中毒。

4. 化学毒物引起的食物中毒

农药、鼠药等常用的毒物可混入食物，引起化学毒物中毒。

（三）临床表现

食物中毒的临床表现多种多样，常常表现为消化系统症状和神经系统症状。（图 4-20）

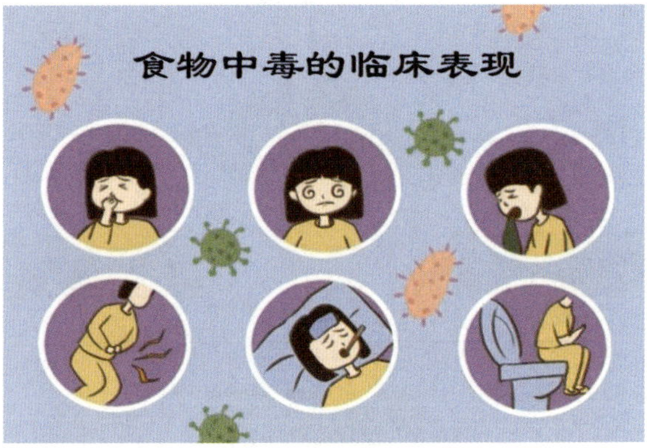

图 4-20　食物中毒的临床表现

1. 消化系统症状

常在进食后半小时到 24 小时内出现，以急性胃肠炎症状为主，有恶心、呕吐、腹痛、腹泻等症状。呕吐物多为进食的食物，常先吐后泻，每天数次至数十次，多为黄色稀水样便或黏液便。严重者可因剧烈呕吐、腹泻造成脱水、酸中毒、休克、呼吸衰竭，甚至危及生命。

2. 神经系统症状

多由肉毒杆菌引起，潜伏期一般为 12～36 小时，短则 2 小时，长则 10 天，表现为头痛、头晕、乏力等症状。如果出现眼部肌肉瘫痪，则表现为视物模糊、复视、眼睑下垂、瞳孔扩大、对光反射消失。除累及眼部肌肉外，还会累及颈部肌肉出现头部倾斜症状，甚至累及咽肌，出现呼吸困难症状。若中毒者的自主神经受影响，可引起泪腺、汗腺、唾液腺分泌增多，腹胀、便秘等。

三、现场处理原则

避免相应的食物再次被摄入。如果中毒症状较轻，仅有轻微的恶心、呕吐症状，可采取刺激咽后壁或舌根等方式促进尚未吸收毒素的排出，以减少毒素的吸收。若误

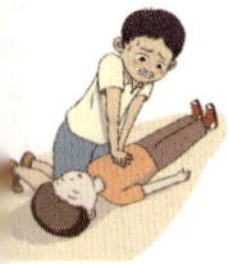

服强酸、强碱，应避免催吐，可给予蛋清或牛奶护胃并立即就医。如果中毒症状较重，有剧烈的恶心、呕吐、腹痛、腹泻、头痛等症状，也必须立即就医。如有多人中毒，必须立即拨打“120”急救电话，详细告知中毒人数、病情等，并保留剩余的食物和餐具，以便医生及相关部门检查鉴定。

四、现场救治流程图

食物中毒的现场救治流程如图 4-21 所示。

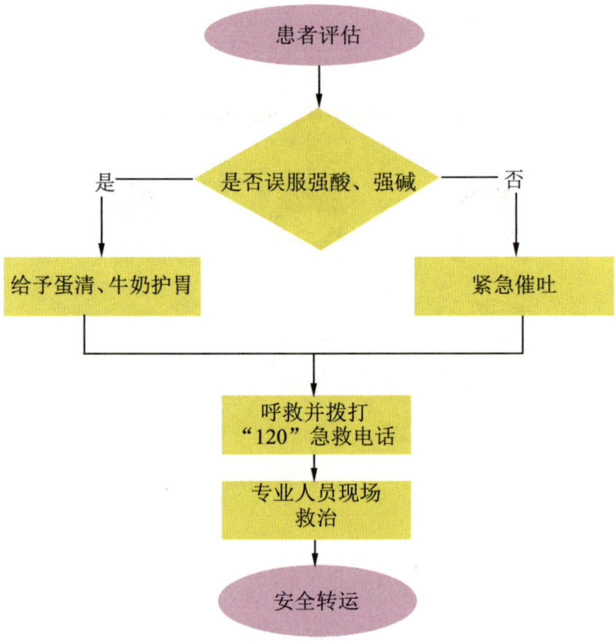

图 4-21　食物中毒现场救治流程图

五、预防

（1）不吃不洁、腐败、霉变的食物或未煮熟的肉类食物。

（2）尽量少食生冷、隔夜食物，食用前务必彻底加热。

（3）养成良好的卫生习惯，饭前便后应洗手。

（4）食品在食用前要彻底清洁，特别是生吃瓜果时，以防上面有残留的农药或病菌。（图 4-22）

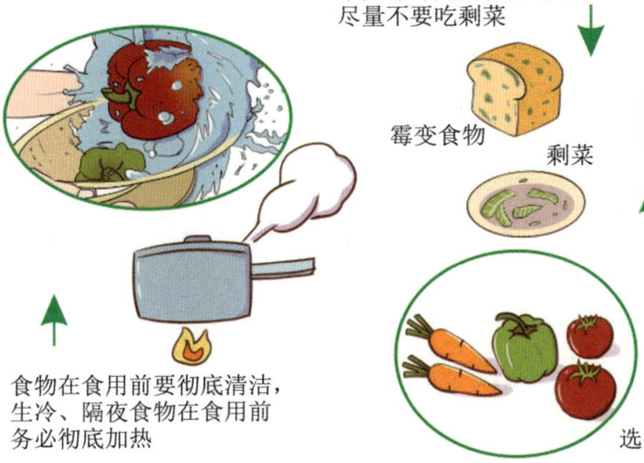
不要吃霉变的粮食等食物，
尽量不要吃剩菜
霉变食物
剩菜
养成良好的卫生
习惯，饭前便后
应洗手
食物在食用前要彻底清洁，
生冷、隔夜食物在食用前
务必彻底加热
选择新鲜、安全的食品

图 4-22　食物中毒的预防

知识链接

谨防食用四季豆中毒

每年我们都会看到一些关于食用四季豆中毒的报道，烹调不当是引起四季豆中毒的主要原因，大多为四季豆炒煮未熟透所致。因为生四季豆中含有皂角素、植物凝集素，这两种物质对人体胃肠黏膜有刺激作用，对人体细胞有破坏和溶血作用。如果食用了未熟透的四季豆，轻者会感到腹部不适，重者会出现呕吐、腹泻等中毒症状。皂角素和植物凝集素这两种生物毒素都不耐高温，但若烹调时加热不彻底，未充分炒熟煮透，毒素成分未被彻底破坏，人食用后容易发生中毒。预防四季豆中毒的方法非常简单，只要把四季豆彻底煮熟煮透就可以了。烹饪时让四季豆受热均匀，煮到四季豆外观失去原有的生绿色，吃起来没有豆腥味，就不会中毒。另外，还要注意不买、不吃老四季豆；烹饪前要把四季豆两头摘掉，因为这些部位含毒素较多。

第九节 动物咬伤

一、情景案例

放学了，李同学准备骑车回家，突然在车库的角落里看到一只猫妈妈带着几只小猫。善良的李同学觉得它们应该是饿了，于是拿出书包里的火腿肠准备去喂食。正当他打开火腿肠蹲下身准备喂小猫的时候，母猫突然冲上来抓伤了李同学的右手。他吓坏了，疼痛和出血让他不知所措地大哭起来。同学发现后立即把他送到学校医务室，老师对他的伤口进行了清洗和消毒处理，并通知了家长，告诉他们必须尽快去医院注射狂犬疫苗，否则存在感染狂犬病病毒的风险。(图 4-23)

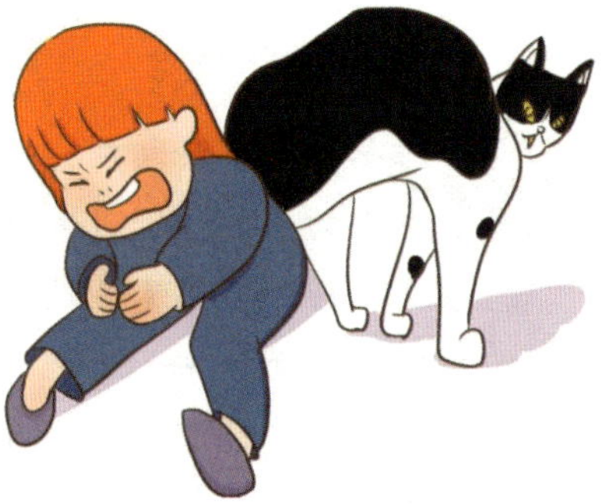

图 4-23　动物咬伤

二、相关知识

(一) 概念

1. 狂犬病

狂犬病又称“恐水症”，是由狂犬病病毒引起的一种人畜共患的中枢神经系统急性传染病。

2. 狂犬病暴露

狂犬病暴露指被狂犬、疑似狂犬或者不能确定是否患有狂犬病的宿主动物咬伤、抓伤、舔舐黏膜或者皮肤破损处，或者开放性伤口、黏膜直接接触可能含有狂犬病病毒的唾液或组织。

（二）暴露分级

暴露可分为Ⅰ级暴露、Ⅱ级暴露、Ⅲ级暴露。

1. Ⅰ级暴露

符合以下情况者为Ⅰ级暴露：完好的皮肤接触动物及其分泌物或排泄物。

2. Ⅱ级暴露

符合以下情况之一者为Ⅱ级暴露。

（1）无明显出血的咬伤、抓伤。

（2）无明显出血的伤口或已闭合但未完全愈合的伤口接触动物及其分泌物或排泄物。

3. Ⅲ级暴露

符合以下情况之一者为Ⅲ级暴露。

（1）穿透性的皮肤咬伤或抓伤，临床表现为明显出血。

（2）尚未闭合的伤口或黏膜接触动物及其分泌物或排泄物。

（3）暴露于蝙蝠。

（三）临床表现

1. 伤口局部临床表现

表现为抓伤、咬伤、撕裂伤、贯穿伤等各种复杂的外科伤口，甚至有可能发生严重并发症及继发细菌感染。

2. 狂犬病的临床表现

狂犬病患者特有的恐风恐水、流涎和咽肌痉挛、进行性瘫痪、恐惧不安等（图 4-24）。一旦发病，进展迅速，生存的可能性极小，病死率几乎为 100%。

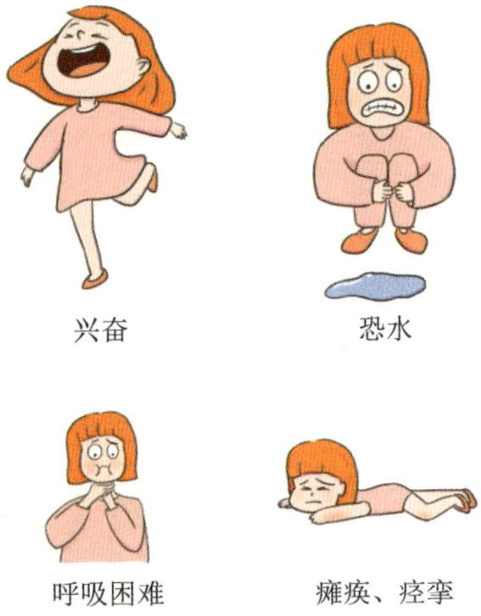

图 4-24　狂犬病的临床表现

（四）狂犬病易感动物

狂犬病易感动物主要包括犬科、猫科及翼手目动物。全球范围内，99% 的人类狂犬病是由犬引起的（图 4-25）。狐、狼、豺、鼬獾、臭鼬、浣熊、蝙蝠、猴等也是狂犬病病毒的自然储存宿主。

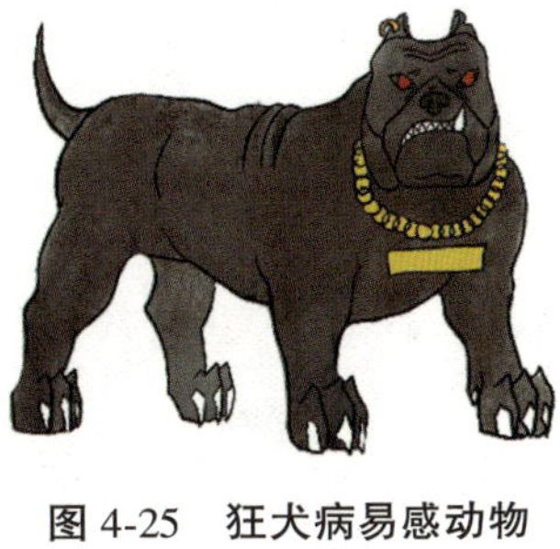
图 4-25　狂犬病易感动物

三、现场救治原则

被动物咬伤后迅速、彻底、有效清洗伤口至关重要。

（1）对于有活动性出血的伤口应给予直接压迫止血，直接压迫止血无效时，如四肢出血，建议采用止血带止血，并立即拨打“120”急救电话送往就近医院处置。

（2）普通伤口的处置：现场第一时间进行伤口冲洗。用肥皂水（或弱碱性清洗剂）和一定压力的流动清水交替清洗咬伤和抓伤的每处伤口至少 15 分钟，用碘伏消毒，不包扎伤口，立即到有狂犬疫苗注射资质的医疗卫生机构进一步处理。（图 4-26）

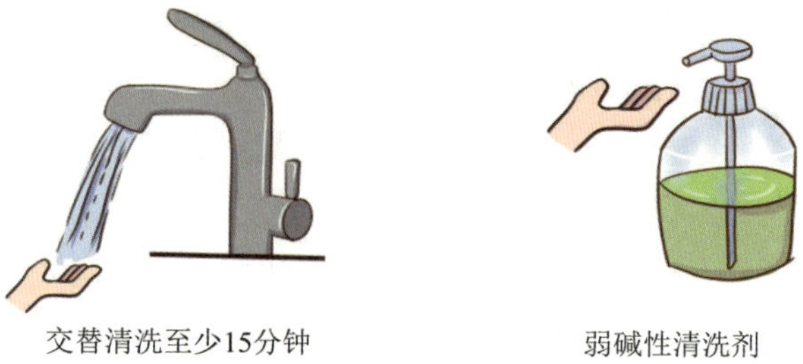

图 4-26　普通伤口的处置

（3）清洗伤口注意事项：不得用未受伤的手直接触碰伤口，必须戴橡胶手套。不具备条件时，可以就地取材使用替代品（如保鲜袋等）或者借助工具（如软毛刷等）清洗伤口。

四、现场救治流程图

动物咬伤现场救治流程如图 4-27 所示。

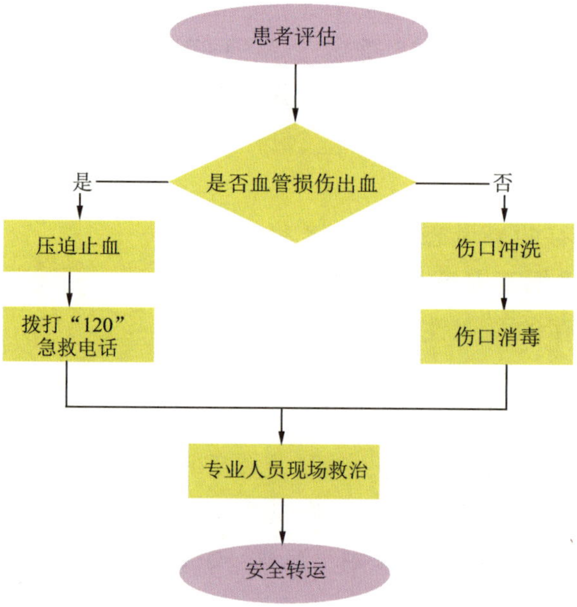

图 4-27　动物咬伤现场救治流程图

五、预防

（一）常规预防

（1）不要随便招惹野猫、野狗，同时加强宠物的管理。

（2）不可避免需要接触动物时，必须戴手套，掌握动物的习性，避免激惹它。

（3）需要持续、频繁暴露于狂犬病病毒危险环境下的人员可以进行暴露前预防。

免疫程序：分别于第 0、7、21（或 28）天接种 1 剂狂犬病疫苗，共接种 3 剂狂犬病疫苗。

（二）暴露后的预防

暴露后的预防不仅分级，还分为主动免疫预防和被动免疫预防。

1. 分级预防

（1）Ⅰ级暴露预防：清洗暴露部位，无须接种疫苗。

（2）Ⅱ级暴露预防：接种狂犬病疫苗，必要时采用狂犬病被动免疫制剂。

（3）Ⅲ级暴露预防：采用狂犬病被动免疫制剂并接种狂犬病疫苗。

2. 主动免疫预防

目前我国使用的人用狂犬病疫苗均为经过浓缩、纯化的细胞培养疫苗。执行的人用狂犬病疫苗免疫程序为“5 针法”和“4 针法”（2-1-1 免疫程序）。人用狂犬病疫苗注射部位：≥2 周岁选择三角肌，<2 周岁选择大腿前外侧肌肉。狂犬病为致死性疾病，暴露后进行人用狂犬病疫苗接种无任何禁忌。

（1）5 针法程序：分别于伤后第 0、3、7、14、28 天各肌内注射 1 剂狂犬病疫苗，共 5 剂。

（2）“2-1-1”免疫程序：分别于伤后当天肌内注射 2 剂狂犬病疫苗，第 7 天和第 21 天各 1 剂狂犬病疫苗，共接种 4 剂狂犬病疫苗。

3. 被动免疫预防

所有首次暴露的Ⅲ级暴露者，以及患有严重免疫缺陷、长期大量使用免疫抑制剂、头面部暴露的Ⅱ级暴露者均应使用狂犬病被动免疫制剂，应当尽早在伤口部位充分浸润注射狂犬病人免疫球蛋白或抗狂犬病血清。使用狂犬病人免疫球蛋白前无须皮试。使用抗狂犬病血清前须皮试，如果皮试呈现阳性反应但又不得不使用时，必须在准备好过敏反应救治条件的情况下采用脱敏注射方法继续使用。

（三）再次暴露后的预防

（1）如果再次暴露发生在免疫接种过程中，则继续按照原有程序完成全程接种，不需要加大狂犬病疫苗的剂量。

（2）如果再次暴露发生在全程免疫完成后半年内，一般不需要再次免疫。

（3）如果再次暴露发生在全程免疫完成后半年到 1 年内，应当于暴露后的第 0 天和第 3 天各接种 1 剂狂犬病疫苗。

（4）如果再次暴露发生在全程免疫完成后 1~3 年内，应当于暴露后的第 0、3、7 天各接种 1 剂狂犬病疫苗。

（5）如果再次暴露发生在全程免疫完成后超过 3 年，应当全程接种疫苗。

知识链接

狂犬病的危害

全世界每年有近亿人被犬咬伤，我国是世界上犬只数量最多的国家，2012 年犬只数量达到 1.3 亿只，每年咬伤人数超过 1 200 万。犬咬伤是狂犬病病毒最主要的传播方式，狂犬病的病死率几乎为 100%。从世界范围看，每年狂犬病导致的死亡人数约 5.9 万，99%的人狂犬病通过犬传播，小部分通过野生动物传播，如狐狸、狼、豺狼、蝙蝠、浣熊等。近年来我国人狂犬病病例逐年减少，但我国仍是世界卫生组织认定的狂犬病高风险国家之一。近几年狂犬病报告死亡数一直位居我国 37 种法定报告传染病前列，给我国人民群众的身心健康和社会安定带来了一定的危害。

第十节 电击伤

一、情景案例

开学第一天，同学们在热火朝天地进行大扫除，体育委员李同学正拿着湿抹布准备擦拭天花板上的电风扇，在接触电风扇的一瞬间，李同学顿感右手臂疼痛麻木，他立即缩回手，发现手部触电，手的局部皮肤被烧伤，呈焦黑样，并感觉头晕、心悸。班级同学见状连忙切断电源，扶住李同学，呼叫老师并拨打“120”急救电话，随后李同学被送至医院急诊科就诊。

二、相关知识

（一）概念

电击伤，俗称“触电”，是指人体与电源直接接触后电流进入人体，造成机体组织损伤和功能障碍，严重者可导致心搏骤停。

（二）分类

电击伤有两种：被低于1 000伏电压的电流击伤为低压电电击伤，被大于或等于1 000伏电压的电流击伤为高压电电击伤。

（三）临床表现

不同的电击伤有不同的临床表现，具体如下。（图4-28）

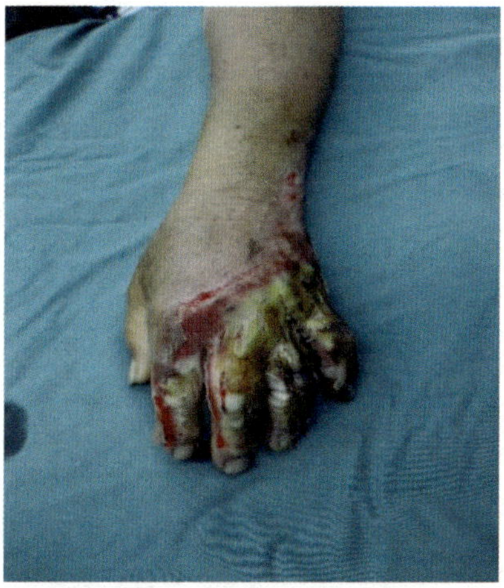

图4-28 电击伤的临床表现

1. 低压电电击伤

引起的损伤伤口较小，直径为0.5～2.0厘米，呈椭圆形或圆形，焦黄或灰白色，干燥，边缘整齐，与正常皮肤分界清楚，一般不损伤内脏。轻者瞬间感觉异常、痛性肌肉收缩、惊恐、面色苍白、头痛、头晕和心悸等；重者会发生神志丧失，呼吸、心搏骤停。

2. 高压电电击伤

烧伤面积不大，但可深达肌肉、血管、神经和骨骼，有口小底大、外浅内深的特征。常有一处进口和多处出口，肌肉组织常呈夹心性坏死，电流可造成血管壁变性、坏死，从而引起继发性出血或组织的继发性坏死；严重者可致心搏骤停。

三、现场救治原则

（一）迅速脱离电源

根据触电现场情况，采用最安全、最迅速的办法脱离电源。

（1）关闭电源，切断电路。

（2）用绝缘物或干燥的木棒、竹竿等将触电者身上的电线挑开（图 4-29）。

（3）拉开触电者：如触电者俯卧在电线或漏电的电器上，可用干木棒将触电者拨离触电处，或用干燥绝缘的绳子套在触电者身上将其拉离电源。

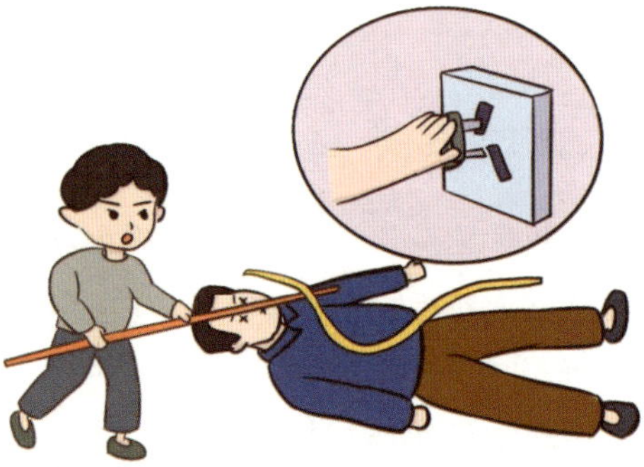

图 4-29　将触电者身上的电线挑开

救护者必须严格保持自己与触电者的绝缘，未断离电源前绝不能用手牵拉触电者。脚下应垫放干燥的木块、厚塑料块等绝缘物品，使自己与地面绝缘。

（二）脱离电源后的急救

应根据触电类型有针对性地施救，具体如下。

1. 轻型触电者的急救

触电后患者有心悸、头晕、四肢无力等症状，应送往医院就诊，防止病情加重。

2. 重型触电者的急救

对心搏骤停者，应立即行 CPR，呼叫周围人员请求帮助，并第一时间拨打“120”急救电话；有条件时尽早使用 AED 进行电除颤；在进行抢救的同时，应尽快转送至医院进一步治疗。

四、现场救治流程图

电击伤现场救治流程如图 4-30 所示。

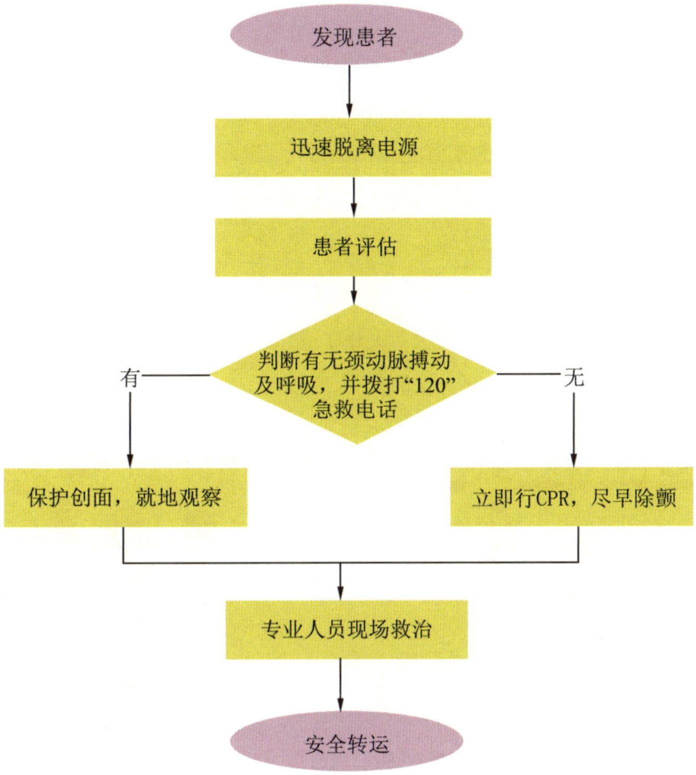

图 4-30　电击伤现场救治流程图

五、预防

（1）加强安全用电教育，在学校不要乱拉电线或乱用接线板接电器，打扫卫生时不要用湿抹布直接擦拭电源开关，也不要往电源开关上喷水。

（2）若教室内的电灯或其他家用电器的电线受潮或者出现损坏，要及时报告老师进行维修。

（3）应严格按照说明书的要求使用电器，应购买符合质量标准的家电。

知识链接

触电类型

人体组织中有60%以上是由含有导电物质的水分组成的。人体是导体，当人体接触设备的带电部分并形成电流通路时，就会有电流流过人体造成触电。触电的类型有单相触电、两相触电和跨步触电，具体如下。

1. 单相触电

人体在地面上或者其他接地体上，手或人体的某一部分触及三根相线中的一根相线，在没有采用任何防范措施的情况下，电流会从接触相线经过人体流入大地，这种情形称为单相触电（图 4-31）。

2. 两相触电

人体两处同时触及两相带电体（三根相线中的两根）所引起的触电事故（图 4-32）。这时人体承受的是交流 380 伏电压，其危险程度远大于单相触电，轻则导致烧伤或致残，严重者会引起死亡。

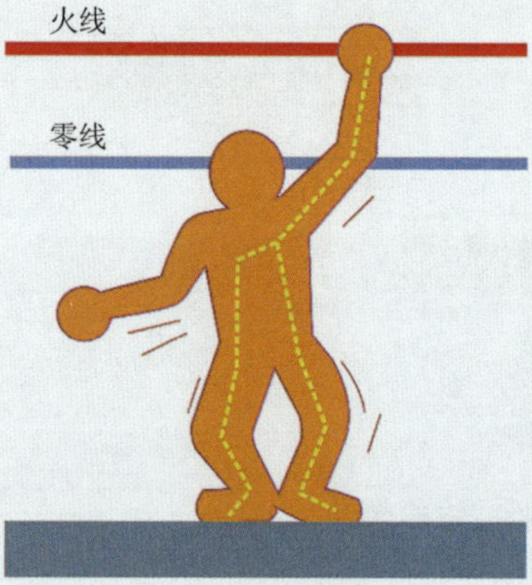

图 4-31　单相触电

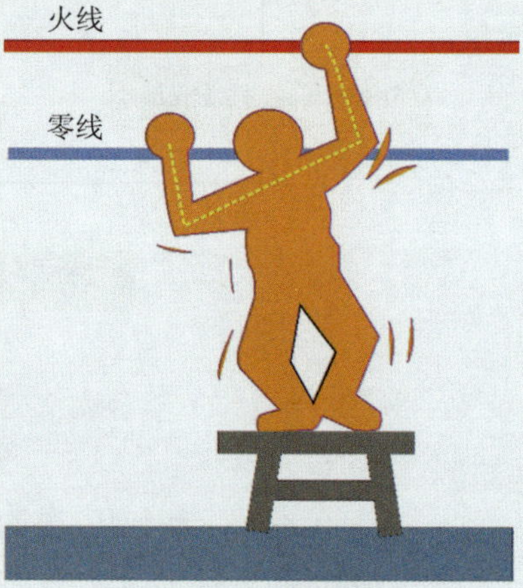

图 4-32　两相触电

3. 跨步触电

当架空线路的一根高压相线断落在地上时，电流会从相线的落地点向大地流散，地面上会因此形成一个特定的带电区域（半径为 8～10 米），离电线落地点越远，地面电位就越低。人进入带电区域后，当跨步前行时，由于前后两只脚所在地的电位不同，前后两脚间就有了电压，两条腿便形成了电流通路，这时就有电流通过人体，造成跨步触电。（图 4-33）

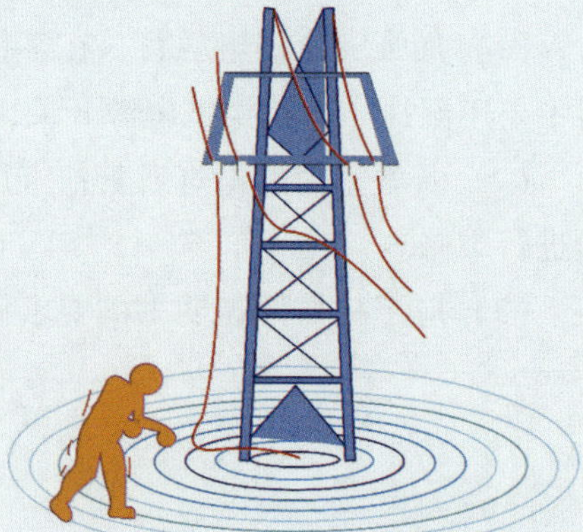

图 4-33　跨步触电

第十一节 溺 水

一、情景案例

李同学，男，14 岁，暑假期间和同学结伴去河里游泳，在游泳的过程中李同学右大腿抽筋，随即全身僵硬不能活动，然后开始下沉（图 4-34）。同伴紧急呼叫路人，在路人的帮助下将李同学救上岸，随后拨打“120”急救电话将他送到医院急诊科就诊，医生诊断为吸入性肺炎，予住院进一步治疗。

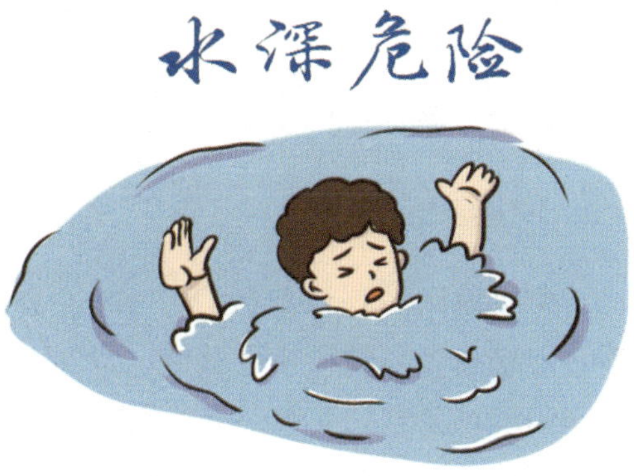

图 4-34 溺水

二、相关知识

（一）概念

溺水是指人淹没于水或其他液体中，由于液体充塞呼吸道和肺泡或者反射性引起喉痉挛，发生窒息和缺氧，并处于临床死亡状态。若抢救不及时，可导致心搏骤停而死亡。溺水对人体脏器的损害主要是由缺氧引起，主要累及靶器官包括肺、脑、心脏和肾脏。

（二）分类

根据淹溺者吸入体内水分的性质，溺水可分为淡水淹溺和海水淹溺。

1. 淡水淹溺

淡水是指江、河、湖泊之水，为低渗性液体。当人体吸入大量淡水后，低渗性液体经肺组织迅速渗入肺毛细血管继而进入血液循环，短时间血容量剧增，可引起心力衰竭和肺水肿。

2. 海水淹溺

海水约含3.5%的氯化钠和大量的钙盐、镁盐，为高渗性液体，被大量吸入肺泡后，可对呼吸道和肺泡有化学刺激作用，使肺泡上皮细胞和肺毛细血管内皮细胞受损，其高渗透压使血管内的液体进入肺内，引起急性肺水肿和低氧血症，严重者可因心力衰竭而死亡。

（三）临床表现

溺水者在水中和岸上的临床表现分别如下。

1. 水中

溺水者通常双眼无神，无法聚焦；头向后倾斜，嘴巴张开，但难以呼救；手臂可能前伸，但无法划水游向救援者；腿不动，身体垂直于水面，做出类似爬梯子的动作，挣扎20~60秒后下沉。

2. 岸上

轻者面色苍白、口唇青紫、恐惧、神志清楚，呼吸和心跳存在；重者面部青紫、肿胀，口鼻充满泡沫、污泥或藻草等，皮肤发绀，四肢厥冷、寒战，腹部隆起，伴有抽搐和意识障碍，呼吸和心跳先后停止。

三、现场救治原则

急救原则：呼救并拨打“120”急救电话，迅速将患者救至岸上，清理其呼吸道。如果患者心跳和呼吸骤停，立即实施CPR。通常有效的人工通气迅速纠正缺氧是淹溺现场急救的关键。无论是现场第一目击者还是专业人员，初始复苏时都应该首先从开放气道和2~5次的人工通气开始。（图4-35）

预防溺水
确认遇险情况并呼救
提供漂浮物
脱离水面
根据需要提供救护

图4-35 溺水生存链

四、现场急救方法

现场急救分为水中急救和岸上急救，具体如下。

（一）水中急救

水中急救分为水中自救和水中救人，具体方法如下。

1. 水中自救

不熟悉水性者落水，应保持清醒的头脑，设法呼吸，双手交叉放在胸前，采取仰面体位，头顶向后，口鼻向上，挺起肚子，弯屈膝盖，双手伸到头顶上方，浅呼气、深吸气使身体浮在水面，切忌上举手臂或挣扎，否则容易下沉。熟悉水性者常因小腿痉挛而引起溺水，此时不要紧张，应将身体抱成一团，浮出水面，深吸一口气后，将面部浸入水中，用手将痉挛小腿的脚趾用力往前上方拉，使脚趾跷起来，持续用力，直至剧痛消失、痉挛停止。

2. 水中救人

救护者应冷静，尽可能脱去衣裤，尤其要脱去鞋子，迅速游到溺水者附近。对意识不清的溺水者，救护者可从其头部接近；对挣扎中的溺水者，救护者应从其背后接近，一手从背后抱住溺水者的头颈，另一手抓住溺水者的手臂，游向岸边。若溺水者紧抱救护者而双双发生危险，救护者应放手自沉，促使溺水者松手后再进行救护。若救护者的游泳技术不熟练或不会游泳，在呼救的同时最好携带救生圈、木板等施救，或投入绳索、木棍等让溺水者抓住，再将其拖上岸。

（二）岸上急救

一是观察当前实施救助的环境是否安全。施救现场必须地面稳固、平坦，围观人群后退，形成一个较安全的急救现场。同时高声呼救或指定某人拨打“120”急救电话。二是判断溺水者有无意识，轻拍溺水者双肩，并与其简单对话。若溺水者无意识，用5~10秒判断溺水者是否有呼吸。（图4-36）

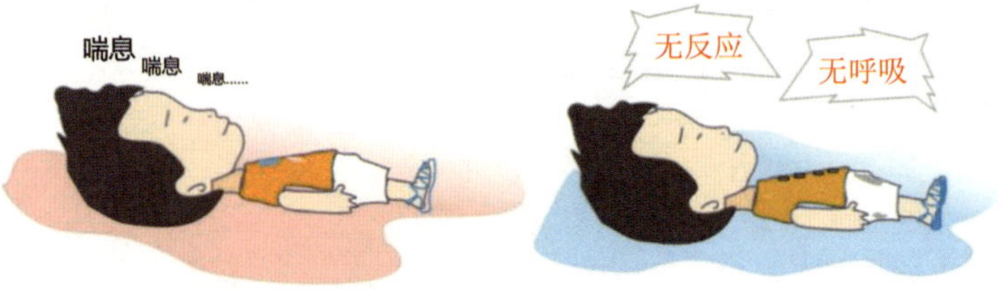

图4-36　岸上急救

（1）如果溺水者意识清醒，有呼吸、有脉搏，协助其侧卧，以免发生呕吐物误吸。在医护人员到达前要密切观察溺水者的意识和呼吸情况，并做好保暖，将其送至医院进一步治疗。

（2）如果溺水者无呼吸和心跳，则立即启动A—B—C—D（开放气道、人工呼吸、胸外心脏按压、早期除颤）急救流程。

① 开放气道（A）：上岸后立即清理患者口鼻腔的泥沙和水草，充分开放气道。

切勿为患者实施各种方法的控水措施，包括倒置躯体或海姆立克手法。

② 人工呼吸（B）：给予 2~5 次人工通气，每次吹气 1 秒，确保胸廓有起伏。

③ 胸外心脏按压（C）：注意胸外心脏按压的质量。如果患者出现呕吐，应立即让患者将头偏向一侧，清除呕吐物，以防止窒息。

④ 早期除颤（D）：在 CPR 开始后尽快使用 AED。使用 AED 时应将患者脱离水源，将患者胸壁擦干，按照 AED 的语音提示进行电击。当患者躺在雪中或冰上时仍可以常规使用 AED。

四、现场救治流程图

溺水的现场救治流程如图 4-37 所示。

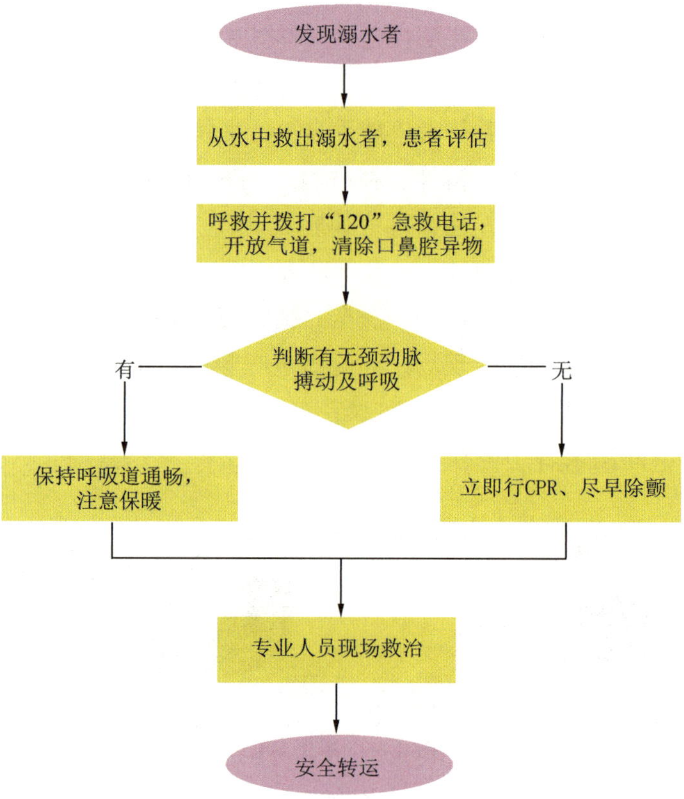

图 4-37　溺水现场救治流程图

五、预防

（1）开展游泳安全教育：学校在节假日前应对学生进行游泳的安全知识教育，使其了解溺水的预防措施、自救和急救措施，防患于未然（图 4-38）。下水前，要做好准备活动；游泳时，要根据自己的体力和能力量力而行。饥饿和疲劳时，不宜下水。家长应加强对子女的教育。严禁擅自到江河边游泳，外出游泳时最好有会游泳的成人陪同。

（2）加强游泳活动等的组织管理：在天然游泳场，尤其是海滨浴场应该有深水区和浅水区的醒目标志，定期清除淤泥和杂草，填平泥坑，以消除可能导致溺水事故的高危隐患。学校组织游泳活动，应根据学生的健康情况进行合理安排，凡患有严重高血压、心脏病、肾脏病、肺结核、癫痫的少年儿童均不可参加。农村、托幼机构要加强管理，夏秋季节必须做好相关教育培训。

（3）完善急救设施：设有游泳池的单位，必须备有救生圈；学生游泳时，周围应有专业救生员巡逻监护；体育场应设有医务室，并备有常用药品，以便一旦发生游泳事故能够及时进行抢救。

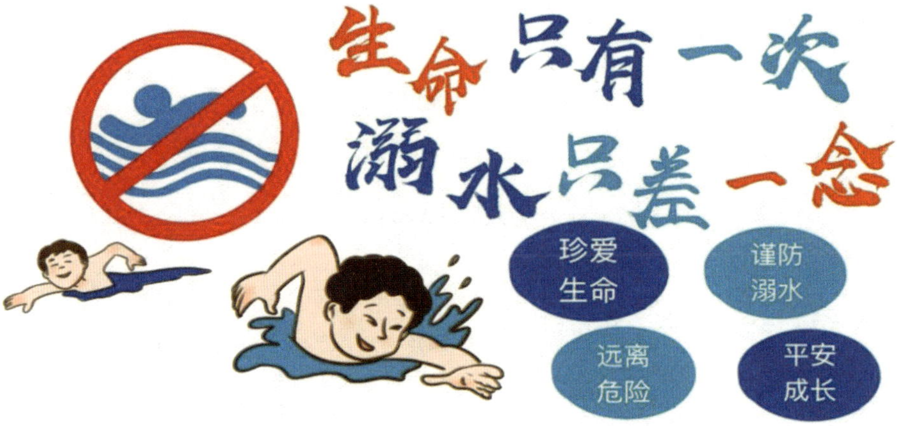
生命只有一次
溺水只差一念
珍爱生命
谨防溺水
远离危险
平安成长

图 4-38　游泳安全教育

知识链接

溺水者被救上岸后必须“控水”吗？

溺水者被抢救上岸后没有必要第一时间实施“控水”，所谓控水即清除溺水者呼吸道及胃内误吸入的积水。尽管目前国内民间现场抢救溺水患者仍然沿用过去的做法实施控水，但目前主张不用在CPR前实施控水。理由有两点。第一，无水可控。对于干性淹溺来说，患者因声门闭锁没有吸入水，因此无水可控。第二，对于湿性淹溺来说，从发病率来看，绝大多数的淹溺者属于低渗淹溺（淡水淹溺），这部分患者即使通过呼吸道吸入了大量水分，这些水分也已经进入血液循环，加之根据呼吸道的体积计算，呼吸道如果灌满水分，充其量也就150毫升，而这点水根本不值得控。正如《2005国际心肺复苏和心血管急救指南》指出的那样，“进入淹溺者呼吸道的水量通常不是很多，而且少量水也会很快被吸收”，因此对于已脱离水体环境的淹溺者来说，呼吸道的水并不是阻碍呼吸道的严重因素，正如《2010年国际心肺复苏和心血管急救指南》指出的那样，“没有证据表明呼吸道的水与其他堵塞物相同，因此不要浪费时间去清除它”。国内外文献报道，控水容易引起患者的胃内容物反流和误吸，反而会堵塞呼吸道，而且还可能导致肺部感染。实施控水措施势必使CPR的时间延后，进而使患者丧失最佳复苏时间。

第十二节 中　暑

一、情景案例

李同学，男，14 岁，为了减肥，烈日炎炎下在学校操场跑步，半小时后出现头痛、头晕、眼花、恶心、呕吐等症状，随后晕倒在地。操场上其他同学见状立即报告老师，并拨打了“120”急救电话。

二、相关知识

（一）概念

中暑是在暑热季节或高温、高湿环境下，由于体温调节中枢功能障碍、汗腺功能衰竭和水、电解质丢失过多而引起的以中枢神经、心血管功能障碍为主要表现的急性疾病（图 4-39）。

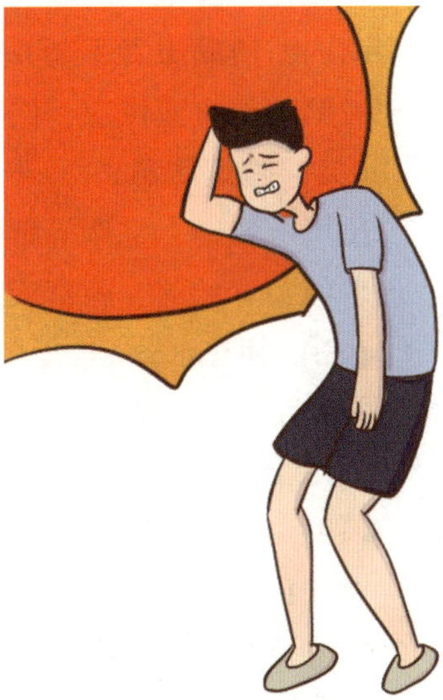

图 4-39　中暑

（二）分类及临床表现

中暑通常分为先兆中暑、轻症中暑、重症中暑三类，其临床表现分别如下。

1. 先兆中暑

在高温环境下，出现头痛、头晕、口渴、多汗、四肢无力、注意力不集中、动作不协调等表现，体温正常或略有升高。如果及时转移至阴凉通风处，降温，补充淡盐水等，短时间内即可恢复。

2. 轻症中暑

除上述症状外，体温多在 38℃以上，伴有面色潮红、大量出汗、皮肤灼热或出现四肢湿冷、面色苍白、血压下降、脉搏增快等表现。如果及时转移至阴凉通风处，平躺解衣，降温，补充淡盐水，可于数小时内恢复。

3. 重症中暑

重症中暑有热痉挛、热衰竭、热射病三种类型。

（1）热痉挛：多见于青壮年，在高温环境下进行强体力劳动，大量出汗后，突发腹壁或肠平滑肌痉挛性剧痛，以腓肠肌痉挛疼痛更为明显。一般不超过数分钟，多能自行缓解，患者意识清楚，体温一般正常。

（2）热衰竭：多见于年老体弱和未能适应高温作业者，在严重热应激情况下，因水分和盐分丢失过多、补充不足而发病。常无高热，通常先有头晕、恶心、呕吐、头痛，继而有口渴、胸闷、面色苍白、大汗淋漓、脉搏细弱、血压下降，重者出现循环衰竭。

（3）热射病：典型表现为高热、无汗和意识障碍。前驱症状为头晕、头痛、恶心、心悸、高热，体温可达40℃以上；继而皮肤干燥无汗、呼吸浅快，脉搏细速可达140次/分，血压下降、昏迷。严重者可发生休克、心力衰竭、脑水肿、肾衰竭等严重并发症。

三、现场救治原则

尽快使患者脱离高温环境，遵循“先降温、后转运”的原则实施救治（图4-40）。

（一）脱离高温环境

迅速将患者搬离高温场所，最好选择附近阴凉通风处，或将患者搬运至20~25℃的房间内，协助患者平躺并解开其衣服扣子，脱去鞋袜，同时抬高其双脚，以利于增加患者脑部的血液供应，同时起到散热的作用。

（二）快速降温

使用电风扇、空调等帮助患者降温；也可使用温水擦浴，或将冷毛巾、冰袋放置在患者额头、颈部、腋窝或大腿根部等部位。当患者体温降至38℃后，应停止降温。

（三）补充水分

补充水分应采取少量、多次饮水的方法，大量饮水时注意补充盐分和矿物质。同时可服用十滴水、藿香正气水等解暑药。

（四）及时呼救

对于重症中暑患者，即出现高热、昏迷、抽搐等症状的患者，应立即呼救并拨打“120”急救电话。在等待救援期间，协助患者平卧并使其头偏向一侧，保持呼吸道通畅。若中暑患者出现心跳和呼吸骤停，应立即行CPR。

（五）安全转运

使用担架转（搬）运重症中暑患者，并在运输过程中用冰袋冰敷在患者额头、颈部、腋窝或大腿根部，以在转（搬）运过程中达到降温的效果；同时打开救护车内的空调或天窗，并持续监测患者体温。

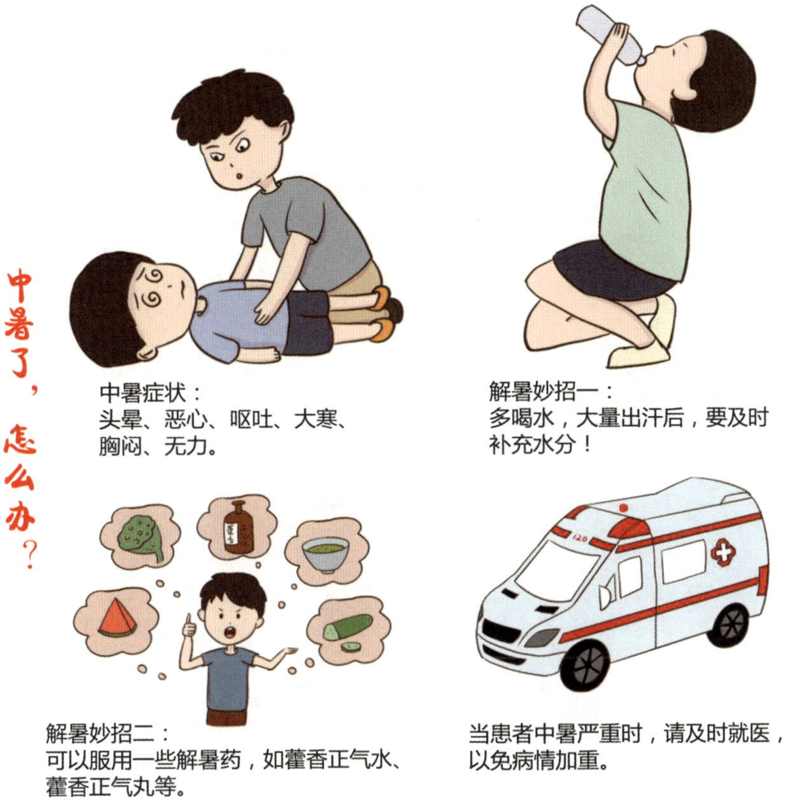

图 4-40　**中暑的临床表现及救治**

四、现场救治流程图

中暑现场救治流程如图 4-41 所示。

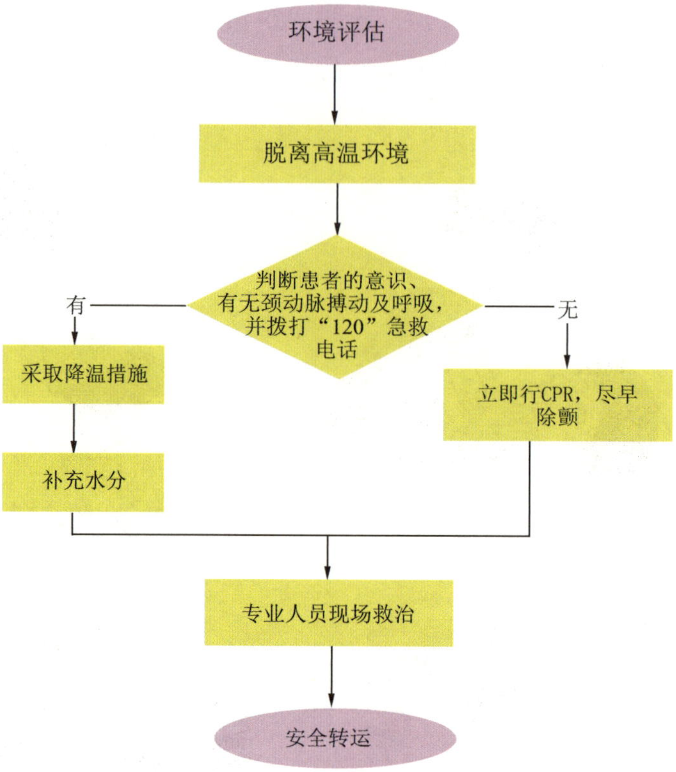

图 4-41　中暑现场救治流程图

五、预防

（1）夏天参加体育活动应尽量避免在正午炎热时分进行，活动时宜穿白色的棉质衣服，做好防护；在运动中至少每小时喝 2～4 杯（500～1 000 毫升）温凉水或电解质饮料，不宜饮用含酒精或大量糖分的饮料（如可乐、雪碧等），因为此类饮品会进一步加重水分丢失。同时应避免饮用冰冻饮料，以免发生胃部痉挛。一旦出现中暑症状（如头晕、心慌等）应立即停止活动，至阴凉处休息。

（2）若学校没有空调等设备，天气炎热的时候要打开风扇，并开窗通风。

（3）高温季节应避免从事剧烈的户外运动，尤其是当气温超过 30℃、湿度高于 60%时，勿从事户外运动。

知识链接

中暑后可以大量饮水吗？

中暑的发病机制主要是人体内的水分和电解质大量流失，从而使得人体的血容量减少及电解质失衡，如果此时患者大量饮水，多会导致体内电解质的浓度进一步下降，有可能会加重病情。中暑后，可少量多次饮水，同时注意补充盐分和矿物质。中暑后的患者大多脾胃虚弱，大量食用生冷食物会进一步损伤脾胃。

思考与讨论

1. 眼球钝挫伤的常见原因不包括下列选项中的（　　）。

A. 砖、石块及拳头　　B. 离子辐射性损伤

C. 交通事故　　D. 球类打击、跌撞

2. 关于烧伤急救，正确的做法是（　　）。

A. 火焰烧伤可用双手扑灭火焰　　B. 不能用冷水冲洗伤处

C. 可以奔跑呼救　　D. 用冷水冲洗伤处

3. 抢救溺水者的不正确做法是（　　）。

A. 尽量从后面接近溺水者

B. 溺水者浮在水面时，可以向他抛投木板、竹竿等

C. 不管不顾，马上跳下去救人

D. 双手从溺水者后面托住其头部，救护者和溺水者均采用仰泳姿势

4. 救护中暑患者，首先要做的是（　　）。

A. 立即掐患者的人中

B. 立即将患者转移到阴凉、通风的环境

C. 立即给患者冷敷

D. 立即给患者输液

5. 多选题：现场处理关节扭伤时，下列选项中正确的是（　　）。

A. 有条件立即热敷局部

B. 抬高伤肢

C. 固定伤处

D. 每隔 10 分钟检查一次伤肢远端血液循环

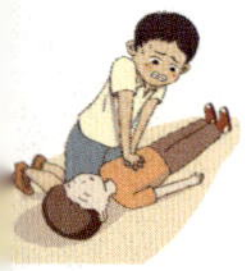

6. 多选题：当遇到骨折伤者时，可从（　　）方面判断是骨折。

A. 伤部有疼痛和压痛　　B. 伤部肿胀

C. 伤肢畸形　　D. 功能障碍

7. 判断题（认为正确打“√”，认为错误打“×”）：发生异物穿刺伤应尽早将异物取出（　　）。

8. 判断题（认为正确打“√”，认为错误打“×”）：若患者受伤后流血不止，应在其近心端使用止血带止血，直至到达医院后再松开止血带（　　）。

9. 判断题（认为正确打“√”，认为错误打“×”）：细菌性食物中毒者常在进食后半小时、数小时，大多不超过24小时，出现以恶心、呕吐、腹痛、腹泻等为主的急性胃肠炎症状（　　）。

10. 判断题（认为正确打“√”，认为错误打“×”）：被接种过狂犬病疫苗的狗咬伤不需要处理（　　）。

11. 遇到电击伤患者时如何对其实施救助？

12. 若发生异物卡喉，有哪些急救措施？

附　录

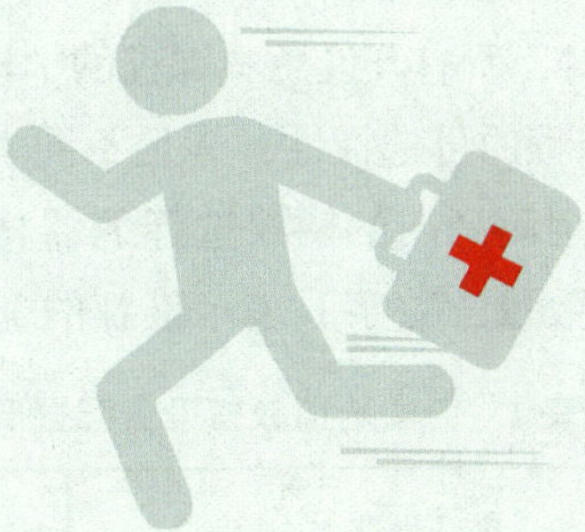

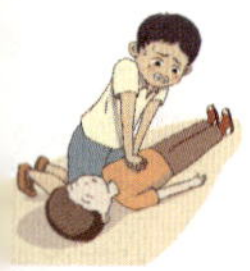

校园急救设施设备配备规范

本规范旨在响应教育部“急救教育进校园”的号召，通过提供急救设施设备的规范性配备与建设建议，配合相关急救知识和技能培训，整体性提高我国各级、各类学校师生的安全防范、应急处置和自救互救能力。

一、配备数量

校园内急救设施设备的配备数量按照1 000人计算，每1 000人宜配建急救培训教室1间，应配备校园急救站1个，推荐配备2个。在校人数（含教职工）每增加1倍，校园急救站的数量可按同比例增加。实际配备时，可以根据校园总人数、占地面积和区域布局进行适当调整。

二、急救培训教室设备配置要求

急救培训教室的设备配置应符合表1的规定。其中“数量”栏目包括两个学段要求，规定了学校所需急救器材，所有开设急救课程的学校均应达到该栏目的数量配备要求。“数量”栏目是为配合课程的可选择性，满足不同学校的教学需求，兼顾教师教学方法的多样性和器材的多类型而列出的建议选择的器材配备要求。“数字a~数字b”中，数字a表示基本的配备数量，数字b表示推荐的配备数量，0表示不必配备。

表1　急救培训教室设备配置要求

序号	名称	功能用途与技术要求	单位	数量		备注
				义务教育阶段	高中阶段	
1	自动体外除颤器（AED）	1. 采用双相波除颤技术，具备成人和儿童模式，宜配备便携式AED背包，内含人工呼吸膜、消毒湿巾。	台	0~1	0~1	学校根据自身情况选配

续表

序号	名称	功能用途与技术要求	单位	数量		备注
				义务教育阶段	高中阶段	
1	自动体外除颤器（AED）	2. 心律分析具备起搏器脉冲、晃动等干扰的滤除和识别功能。 3. 设备可记录追溯所使用耗材的效期、序列号，并可存储抢救过程中患者的心电图、现场录音、操作事件、设备自检记录等。 4. 新电池放电次数不少于 100 次，具备低电量提示功能，室温环境下，正常待机时间不低于 5 年。 5. 在 0~50℃下可正常运行，IP 防护等级≥IP55，抗跌落≥1. 2 m。	台	0~1	0~1	学校根据自身情况选配
2	AED 除颤训练机	1. 具有开关、除颤、语言切换、成人/儿童切换等功能，机体上具有电极片粘贴位置示意图，并配置遥控器。 2. 可模拟真实电击流程，但实际不采用高压电击；具有心肺复苏（CPR）按压节拍和吹气提示功能，符合最新心肺复苏指南要求。 3. 具备多种训练模式和场景，具备成人、儿童训练模式。 4. 可多次充电或使用干电池，续航不少于 8 小时。	台	1~3	2~10	—
3	数字化心肺复苏模拟人	1. 可显示计时、气道开放、人工呼吸（吹气）量。 2. 可显示及报警人工胸外按压的深度、频率、回弹等。 3. 具备溺水意识判断、脉搏检查、清除口腔异物提示功能。 4. 具有心肺复苏抢救结果提示功能。 5. 按压机械寿命大于 10 万次。	套	1~3	2~15	学校根据自身情况进行选型
4	简易心肺复苏模拟人	1. 具有心肺复苏按压位置、深度、频率提示功能。 2. 具有心肺复苏抢救结果提示功能。 3. 按压机械寿命大于 5 万次，全无线设计。	套			

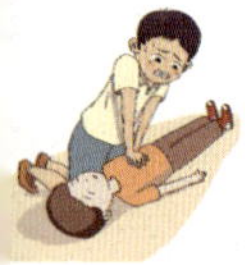

续表

序号	名称	功能用途与技术要求	单位	数量		备注
				义务教育阶段	高中阶段	
5	婴儿气道阻塞模型	1. 根据婴儿真人比例设计，整体布局和解剖结构准确，可触及胸骨和肋骨。 2. 具备正常的气道阻塞模拟功能。 3. 具备窒息、异物阻塞气道的模拟功能。	个	1～3	1～5	学校根据自身情况进行选型
6	佩戴式海姆立克训练装置	1. 可穿戴于成人、儿童身上，重量不超过 3 kg。 2. 外观较为逼真，具有可压缩的腹部，并在靠近佩戴者方向有硬质保护板。 3. 具有模拟的气道及模拟阻塞物，正确操作后可以排出阻塞物。	个	1～3	1～5	学校根据自身情况进行选型
7	人工呼吸面罩（成人、儿童）	1. 与心肺复苏模型配套使用，根据不同学段分别提供成人款或儿童款面罩。 2. 独立包装，经消毒后可重复使用。	个	1～3	2～15	训练时，须 1 人 1 片屏障面膜
8	纱布绷带	1. 规格：100 mm×4 000 mm；敷料内含生物止血材料。 2. 经纱和纬纱均为 100%漂白棉。 3. 单位面积质量应不小于 31.5 g/m^2。	个	5～15	15～30	—
9	无菌纱布片	常规尺寸，独立灭菌包装。	套	5～15	15～30	—
10	三角巾	1. 用于头部、胸部、四肢、腹部的急救包扎，骨折时可用作悬带。 2. 规格：1 350 mm × 930 mm × 930 mm。	块	5～15	15～30	—
11	成人指压止血模型	1. 由半身模型人和控制面板构成，通过闪烁红光可模拟人体头部出血。 2. 模型具有头部 5 个部位（面动脉、颞浅动脉、耳后动脉、枕动脉、颈动脉）出血模拟功能。 3. 按压力度可进行独立标定，可设置止血时间与出血量。 4. 可选择出血部位并同步看到不同按压力度下血流快慢的闪烁信号。	台	0～1	1	—

续表

序号	名称	功能用途与技术要求	单位	数量		备注
				义务教育阶段	高中阶段	
11	成人指压止血模型	5. 能模拟出血及动脉搏动，并显示按压力度，脉搏频率基于失血量的变化而变化。 6. 具有实时的失血量与操作时间的显示，自动判断止血是否成功并有可视化提示。	台	0~1	1	—
12	止血包扎模拟人	1. 为全身模拟人，模型各关节灵活，能实现各种体位。 2. 可模拟头部、肩颈、胸腹、肢体等不同部位伤情，伤口可分别模拟动脉和静脉出血。 3. 可进行全身多部位指压止血、止血带止血等方法的训练。 4. 可进行多部位包扎训练。	个	0~1	1	—
13	有轮折叠担架	1. 铝合金框架、牛津布担架面、展开长度超过 1.8 m，承重超过 150 kg。 2. 可折叠，带移动轮，方便操作存放。	台	1~2	1~2	—

三、校园急救站设备配置要求

校园急救站中所需设备、药品的种类和数量应符合表 2 的规定。“数量”栏目是指每个校园急救站中建议配备的数量。

表 2 校园急救站设备配置要求

序号	名称	功能用途与技术要求	单位	数量		备注
				义务教育阶段	高中阶段	
1	校园急救站立柜（箱）	1. 应能放置 AED、急救包，可分类放置药品和敷料；柜体印刷校园急救站标识，具有 AED 标识和简洁的 AED 使用说明。 2. AED 存储柜体的位置，不能遮挡 AED 的状态指示灯和电极片有效期。 3. 柜体印制急救流程和急救响应联系人电话。 4. 配有电子屏的宣播放急救宣传视频，具备声光报警功能。	套	1	1	—

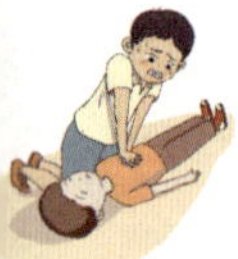

续表

序号	名称	功能用途与技术要求	单位	数量		备注
				义务教育阶段	高中阶段	
2	AED 除颤训练机	1. 具有开关、除颤、语言切换、成人/儿童切换等功能，机体上具有电极片粘贴位置示意图，并配置遥控器。 2. 可模拟真实电击流程，但实际不采用高压电击；具有 CPR 按压节拍和吹气提示功能，符合最新心肺复苏指南要求。 3. 具备多种训练模式和场景，具备成人、儿童训练模式。 4. 可多次充电或使用干电池，续航不少于 8 小时。	台	1~3	2~10	—
3	校园急救包	1. 便携式急救包，颜色醒目，带有拎手，方便拿取。 2. 用于装纳本表中 4~15 项药品，其参数与下述要求相同。	个	0~1	0~1	—
4	创可贴	独立灭菌包装。	个	20	20	—
5	碘伏棉签	1. 常规尺寸，独立灭菌包装。 2. 有效碘浓度为 2~10 g/L，每个棉签的碘伏消毒含量为 0.25 g 以上。	根	20	20	—
6	无菌纱布块	1. 常规尺寸，独立灭菌包装。 2. 原材料采用脱脂纱布。 3. 初始污染菌小于等于 100 cfu/g，不得检出致病菌。	块	5	5	—
7	医用胶布	单独包装的胶带卷，宽最小 2.5 cm，长 5 m。	卷	2	2	—
8	烧伤敷料	主要由医用水凝膝、非织造布组成，独立灭菌包装。	个	2	2	—
9	剪刀	1. 应能剪开敷料和粘在创口上的衣物等遮挡物。 2. 不宜使用尖头医用剪刀。	把	1	1	—
10	纱布绷带	1. 规格：100 mm×4 000 mm；敷料内含生物止血材料。 2. 经纱和纬纱均为 100%漂白棉。 3. 单位面积质量应不小于 31.5 g/m^2。	个	2	2	—

续表

序号	名称	功能用途与技术要求	单位	数量		备注
				义务教育阶段	高中阶段	
11	三角巾	1. 用于头部、胸部、四肢、腹部的急救包扎，骨折时可用作悬带。 2. 规格：1 350 mm × 930 mm × 930 mm。	块	1	2	—
12	一次性丁腈手套	1. M、L 码，厚度≥0. 13 mm，双层包装。 2. 由丁腈橡胶乳溶液制成，直指型手套，麻面。	双	1	5	—
13	医用冰袋	1. 质量不低于 200 g，独立包装，主要用于局部物理降温。 2. 冰袋内水袋能够在一定压力下破裂，外袋不破损。 3. 在常温下，冰袋瞬间可降温幅度不低于 10 ℃，15 min 内可降温幅度不低于 8 ℃。	个	0~1	1~5	—
14	急救夹板	卷式，可塑型。	个	1	2	—

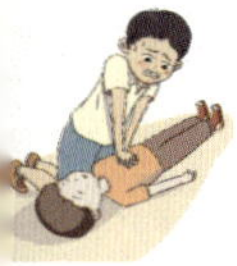

校园急救队伍建设要求

按照教育部办公厅、全国红十字会总会办公室《关于进一步推进学校应急救护工作的通知》，江苏省教育厅、江苏省红十字会《关于在全省学校开展“救在身边·校园守护”行动的通知》的文件精神，建议校园急救队伍（校园红十字志愿服务队）建设包括以下几个方面内容。

一、校园红十字志愿服务队的人员组成

（一）应急救护培训师资

每所学校应至少有 1 名应急救护培训师资，以骨干校医、骨干体育教师为主，要求掌握中国红十字会总会编写的《救护师资培训教材》相关内容，经考试合格颁发中国红十字会救护培训师资证书。培训合格的师资要在校内承担教职员工和学生初级救护员、“CPR+AED”和普及培训任务。

（二）教职工红十字志愿服务队员

教职工红十字志愿服务队员以校医、体育教师、班主任为主。通过 16 课时的救护员培训或 4 课时的“CPR+AED”培训，由当地红十字会组织考核，考核合格后由红十字会颁发红十字救护员证或“CPR+AED”培训证。到 2025 年，全省各级各类学校校医和体育教师全员持有救护员证或“CPR+AED”培训证，接受救护员公益培训的中小学教职员工与学生的比例原则上不低于 1∶50。

（三）学生红十字卫士

每个班级培养 1~2 名学生“红十字卫士”，这些学生通过培训能熟练掌握 CPR、AED、海姆立克腹部冲击法及创伤的 4 项救护技能，由当地红十字会组织考核，考核合格后由红十字会颁发红十字救护员证或“CPR+AED”培训证，组建安全学校、年级、班级三级防护网络。要求其能在第一时间发现问题，及时报告，及时处置。

二、校园红十字志愿服务队的组织结构

学校应建立健全急救队伍的组织管理机构，明确工作职责。同时，要定期召开会

议，对队员进行培训和考核，并建立相应的奖惩机制。

（一）队长

由学校分管卫生防疫工作的部门负责人担任。

队长职责如下。

（1）负责红十字志愿服务队的日常管理。

（2）制订志愿服务队的工作计划。

（3）遇突发事件，组织队员积极开展工作。

（4）在救护现场保持与公安、消防、医务人员的联系与沟通，并安排队员进行紧急处置。

（二）副队长

由学校卫生防疫部门副主任或者干事担任。

副队长职责如下。

（1）配合队长完成各项工作。

（2）组织队员进行急救技能的培训工作。

（三）队员

由校医、体育教师、班主任等担任。

队员职责如下。

（1）服从队长、副队长指挥，配合完成志愿服务队各项急救或培训工作。

（2）遇突发事件，积极主动进行施救，尽职尽责。

（3）学校救护师资队员应服从队长、副队长安排，按照学校的计划对队员和班级红十字卫士开展急救培训与复训工作。

（四）班级红十字卫士

班级红十字卫士由符合要求的学生担任，其职责如下。

（1）服从队长、副队长指挥，配合完成志愿服务队各项急救或培训工作。

（2）班级发生突发事件，第一时间报告老师，并积极主动进行施救，尽职尽责。

三、校园红十字志愿服务队的装备配备

（一）训练装备

按照学校人员数量配备一定的AED模拟训练器、心肺复苏模拟人、海姆立克急救培训马甲等。

（二）急救装备

学校应配备必要的急救设备和器材，如急救箱（包括止血带、药品、消毒剂、医用手套、创可贴等）、自动体外除颤仪（AED）、担架等；确保设备齐全、完好、易于使用，并定期对设备进行巡检和维护。

学生急救技能考核评价方案

为进一步加强应急救护培训标准化建设，完善救护工作管理制度，对学生急救技能考核做出标准化的规定和要求，规范学生急救技能考核工作，保证考核质量，特制订学生急救技能考核评价方案。

一、学生急救技能考核目标

经过培训使班级红十字卫士了解红十字运动与应急救护基本知识，熟练掌握CPR、AED、海姆立克腹部冲击法及创伤救护等急救技术，能够初步胜任红十字卫士的职责，能够初步开展校园内救护，构建学校、年级、班级三级安全急救防护网络。

二、学生急救技能考核原则

考核应当客观、公正、准确。

三、学生急救技能考核要求

（1）参加培训的学员须经过考勤考核、理论知识考试、救护实操考试，考核合格后才能取得由红十字会颁发的红十字初级救护员证或“CPR+AED”培训证。

（2）若学员考勤缺课累计超过 4 学时，则不能取得红十字初级救护员证或“CPR+AED”培训证。

（3）理论考试为闭卷考试，考试成绩 80 分以上为合格，不合格者给予一次补考机会，补考仍不合格的不能取得红十字初级救护员证或“CPR+AED”培训证。

（4）救护实操考核包括成人 CPR、AED、海姆立克腹部冲击法、创伤救护等，不合格者给予一次补考机会，补考仍不合格的不能取得红十字初级救护员证或“CPR+AED”培训证。

四、学生急救技能考核表

附件 1　成人心肺复苏实操考核表

考核日期：　　　　　　学员姓名：　　　　学号：　　考核老师：　　　考核结果：

第一部分

考核项目	分值	考核标准	得分
观察环境，并做好自我防护	1	观察并报告险情已排除，得 1 分，否则不得分	
	1	戴手套或口述已做好自我防护，得 1 分，否则不得分	
判断患者的意识、呼吸	1	轻拍患者双侧肩膀，俯身高声呼叫患者，得 1 分，否则不得分	
	1	判断患者是否有呼吸或有无正常呼吸，时间不超过 10 秒，得 1 分，否则不得分	
表明身份	1	表明救护员身份，得 1 分，否则不得分	
紧急呼救	1	寻求周围人员拨打“120”急救电话及其他帮助，得 1 分，否则不得分	
合计	6		

第二部分（请在考核循环方格内打“√”或“×”，“★”代表重点项目，若 5 个考核循环均为“√”，则此项考核合格，否则不合格。非重点考核项目，每个考核循环方格为 1 分，总分 17 分，每次操作正确得 1 分，否则不得分）

考核项目	考核循环					结果
	1	2	3	4	5	
★按压部位						
★按压频率[30 次/(15~18)秒]						
★按压深度（5~6 厘米）						
★按压后让胸部回复原状						
清除异物，打开气道						
口对口吹气（约 1 秒，胸部可见起伏）						
按压与吹气之比（30：2）						
评估呼吸和循环	观察患者的呼吸和颈动脉搏动，不超过 10 秒，如果患者的呼吸和心跳恢复，报告复苏成功，得 1 分，否则不得分					
复苏后护理	整理患者衣服，报告操作完毕，得 1 分，否则不得分					

备注：

重点项目全部合格，得分项目 16 分以上（含 16 分），本次考核为合格，否则为不合格。

重点项目全部合格　　　　　　　　是□　否□　　　　　得分项目：　　　分

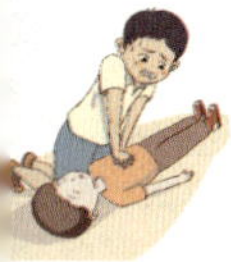

附件 2　外出血救护实操考核表

考核日期：　　学员姓名：　　学号：　　考核老师：　　外出血部位：　　考核结果：

第一部分

考核项目	分值	考核标准	得分
观察环境，并做好自我防护	1	观察并报告险情已排除，得 1 分，否则不得分	
	1	戴手套或口述已做好自我防护，得 1 分，否则不得分	
表明身份	1	表明救护员身份，得 1 分，否则不得分	
安慰伤病员，将伤病员置于适当体位	1	有安慰伤病员，将伤病员置于适当体位，得 1 分，否则不得分	
合计	4		

第二部分

考核项目	分值	考核标准	结果
检查受伤部位	1	检查或口述伤口有无异物，得 1 分，没有检查不得分	
直接压迫止血	★	由救护员实施或救护员指导伤病员自行用敷料压迫在伤口上并施加压力。无直接压迫止血或只放敷料，没有施加压力，为不合格	
保证敷料清洁	1	保证敷料清洁（若敷料掉落在地上，须更换敷料），得 1 分，否则不得分	
包扎方法	2	包扎方法正确，得 2 分，否则不得分	
包扎松紧适度	★	包扎过紧（严重影响血液循环）或过松（不能有效固定敷料及保持足够压力），为不合格	
承托伤肢	1	若需要，选用正确悬臂带承托伤肢，得 1 分，否则不得分	
观察伤肢及伤病员	1	检查伤肢末梢血液循环、运动及感觉，得 1 分，否则不得分	
合计	6		

备注：

“★”代表重点项目，重点项目全部合格，得分项目 7 分以上（含 7 分），本次考核为合格，否则为不合格。

重点项目全部合格　　　　是□　否□　　　　得分项目：　　分

附件 3　四肢骨折救护实操考核表

考核日期：　　学员姓名：　　学号：　　考核老师：　　骨折部位：　　考核结果：

第一部分

考核项目	分值	考核标准	得分
观察环境，并做好自我防护	1	观察并报告险情已排除，得 1 分，否则不得分	
	1	戴手套或口述已做好自我防护，得 1 分，否则不得分	
表明身份	1	表明救护员身份，得 1 分，否则不得分	
安慰伤病员，将伤病员置于适当体位	1	有安慰伤病员，将伤病员置于适当体位，得 1 分，否则不得分	
合计	4		

第二部分

考核项目	分值	考核标准	结果
检查受伤部位	1	检查伤处，得 1 分，没有检查不得分	
检查血液循环、运动及感觉	1	检查血液循环、运动及感觉，得 1 分，否则不得分	
使用衬垫	1	正确使用衬垫，得 1 分，未正确使用衬垫，不得分	
伤肢固定	★	夹板的长度应超过骨折处的上下关节，否则不合格	
	1	先固定骨折的上端（近心端），再固定骨折下端（远心端），得 1 分，否则不得分	
	1	绷带不得系在骨折处，系在骨折处，不得分	
	★	固定后，上肢为屈肘位并悬吊伤肢，下肢为伸直位，否则不合格	
观察伤肢及伤病员	1	检查伤肢末梢血液循环、运动及感觉，得 1 分，否则不得分	
合计	6		

备注：

“★”代表重点项目，重点项目全部合格，得分项目 7 分以上（含 7 分），本次考核为合格，否则为不合格。

重点项目全部合格　　是□　否□　　得分项目：　　分

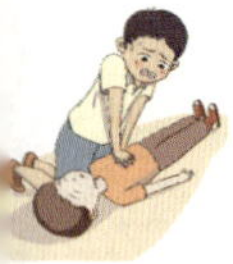

附件 4　自动体外除颤仪（AED）实操考核表

考核日期：　　　　学员姓名：　　　　学号：　　考核老师：　　　考核结果：

第一部分

考核项目	分值	考核标准	得分
观察环境，并做好自我防护	1	观察并报告险情已排除，得 1 分，否则不得分	
	1	戴手套或口述已做好自我防护，得 1 分，否则不得分	
判断意识、呼吸	1	轻拍患者双侧肩膀，俯身高声呼叫患者，得 1 分，否则不得分	
	1	判断患者是否有呼吸或有无正常呼吸，时间不超过 10 秒，得 1 分，否则不得分	
表明身份	1	表明救护员身份，得 1 分，否则不得分	
紧急呼救	1	寻求周围人员拨打“120”急救电话及其他帮助，得 1 分，否则不得分	
合计	6		

第二部分

考核项目	分值	考核标准	结果
打开电源开关	★	未首先打开电源开关，为不合格	
正确贴上电极	★	电极位置正确，为合格，电极位置错误，为不合格	
插上插头	★	未插上插头，为不合格	
第一次清场	★	未清场，为不合格	
第二次清场	★	未清场，为不合格	
按下“电击键”	★	未按下“电击键”，为不合格	
实施心肺复苏，直到 AED 再次自动分析心律	1	立即实施心肺复苏，直到 AED 再次自动分析心律，得 1 分，否则不得分	
评估呼吸和循环	1	观察患者呼吸和颈动脉搏动不超过 10 秒，如患者呼吸心跳恢复，报告复苏成功，得 1 分，否则不得分	
复苏后护理	1	整理患者衣服，报告操作完毕，得 1 分，否则不得分。	
合计	3		

备注：

“★”代表重点项目，重点项目全部合格，得分项目 7 分以上（含 7 分），本次考核为合格，否则为不合格。

重点项目全部合格　　　　　　是□　否□　　　　　得分项目：　　　分

五、学生急救技能考核评价

（1）考核相关材料按照要求归档管理，理论试卷、实操考核表等相关资料至少保存 3 年。

（2）红十字初级救护员证、“CPR+AED”培训证的有效期为 3 年，证书到期前半年内可申请复训。

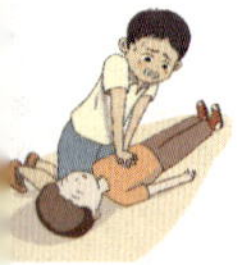

猝死患者急救综合实践活动教案

一、猝死概述

（一）概念

世界卫生组织（World Health Organization，WHO）将猝死定义为：平素身体健康或貌似健康的患者，在出乎意料的短时间内，因自然疾病而突然死亡。

（二）分类

猝死分为心源性猝死和非心源性猝死两类。

1. 心源性猝死

患者由于心脏原因突然死亡。相关数据表明，在各类猝死中，心源性猝死占比高达 85%，其中冠心病是心源性猝死的主要病因。我国每年心源性猝死的人数高达 54 万，几乎每分钟就有 1 人因心源性猝死而失去生命。

2. 非心源性猝死

患者因心脏以外原因的疾病突然死亡，主要包括肺梗死、支气管哮喘、急性脑血管疾病、主动脉夹层、严重的电解质紊乱等。

（三）临床表现

猝死可以发生在任何年龄段，其表现特点为：

（1）意识突然丧失，可伴有短暂抽搐和大小便失禁，随即全身松软。

（2）大动脉搏动消失，触摸不到颈动脉搏动。

（3）濒死叹息样呼吸或呼吸停止。

（4）面色苍白或青紫。

（5）双侧瞳孔散大。

尽管猝死的发生难以预料，但实际也是有迹可循的，如心肌梗死引发的猝死，发病前常有异常表现（猝死征兆），如晕厥、心慌、胸背痛、胸闷、气促、疲乏、出汗等。因此，日常生活工作中若出现以上症状，应及时就医。

（四）现场救治原则

1. 环境评估

必须在确认周围环境安全后再对患者施救，以免发生二次伤害。不安全的场所包括繁忙的街道或停车场、电线坠落的区域、存在有毒气体的场所等。

2. 判断意识

轻拍并呼喊患者，以检查患者有无反应。若患者没有反应（不能挪动、说话、眨眼等），应大声呼喊求助。

3. 呼救

立即启动应急反应系统。若只有一人在场，首先拨打“120”急救电话，接通“120”急救电话后将手机置于免提模式，保证急救过程中能和“120”调度员充分沟通；若现场有两人及以上人员在场，应立即实施 CPR，并请周围人员协助急救，同时第一时间拨打“120”急救电话并获取 AED（如果附近备有 AED）。

4. 检查呼吸

若患者没有反应，检查其呼吸是否正常。反复扫视患者头部到胸部至少 5 秒，但不超过 10 秒，观察患者胸部的起伏。

5. CPR

如果患者无反应，呼吸停止或仅有濒死叹息样呼吸，应立即实施 CPR，包括人工胸外心脏按压（circulation）、开放气道（airway）、人工呼吸（breathing）并尽早除颤（defibrillation）等。CPR 质量越高，患者的存活率越高。

二、活动准备

课程题目：猝死患者急救

1. 目的

（1）掌握正确判断患者是否发生心搏骤停的方法。学会正确判断患者是否有意识丧失、大动脉搏动消失及呼吸停止等心搏骤停的表现。

（2）掌握 CPR 的操作要领，包括正确启动应急反应系统，正确实施胸外心脏按压、人工呼吸，正确使用 AED 等 CPR 技能。

（3）掌握 CPR 有效的体征。

（4）当发现猝死患者时，能迅速有效地采取急救措施，从而挽救患者的生命。

2. 内容

（1）猝死的定义，以及如何判断一个人是否发生了猝死（理论知识引导）。（10 分钟）

（2）正确呼救及拨打“120”急救电话（理论知识引导）。（5 分钟）

（3）实际演示操作 CPR 技能（实操引导）。（10 分钟）

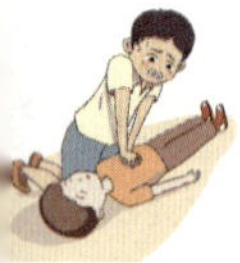

（4）情景模拟演绎猝死患者的急救。（30 分钟）

（5）情景模拟演绎引导性反馈（复盘）。（30 分钟）

（6）课程总结。（5 分钟）

3. 授课团队

导师 1 人、执行导演 1 人、负责拍摄视频人员 1 人、标准化病人（standardized patient，SP）1 人。

4. 方法

理论学习、操作示范、情景模拟、引导性反馈（复盘）。

5. 时间

90 分钟。

6. 地点

学校操场。

7. 器材

模拟人 2 人、口罩若干、呼吸膜若干、手机 3 部。

8. 要求

（1）遵守纪律、认真听课、踊跃参与操作。

（2）情景模拟严肃认真、积极发言。

三、活动实施

（一）知识引导（理论）

1. 复习心搏骤停的临床表现

（1）意识突然丧失或伴有短暂抽搐。

（2）心音及大动脉搏动消失。

（3）呼吸停止或仅有濒死叹息样呼吸。

（4）面色苍白或青紫。

（5）双侧瞳孔散大。

心搏骤停的典型“三联征”包括突发意识丧失、呼吸停止和大动脉搏动消失。

2. 复习如何正确拨打“120”急救电话

（1）我国统一急救电话号码为“120”。

（2）告知接线员“5W1H”。

① who（何人）：患者人数，患者的姓名、性别、年龄等。

② when（何时）：患者的发病时间。

③ where（何地）：患者所在具体地址。

④ what（何事）：患者的主要表现、不适主诉或者伤情。

⑤ why（何因）：患者可能发生意外伤害的原因。

⑥ how（如何）：患者现在怎样。

（3）切勿轻易挂断电话。

（二）知识引导（室外 CPR 实操）

1. 评估现场环境安全

必须在确认周围环境安全后再对患者施救，以免使患者遭受二次伤害。

2. 识别心搏骤停并呼救

（1）判断意识的方法：用双手轻拍患者双肩，分别对着其左右耳高声呼叫，"喂！你怎么啦？喂！你怎么啦？"（轻拍重唤）患者无任何反应。

呼救："患者无反应，快来人啊！启动应急反应系统，拨打'120'急救电话！附近 AED 拿过来！"

（2）判断脉搏和呼吸的方法

① 脉搏判断方法：使患者仰卧，置于 CPR 体位，解开患者衣领、暴露其胸部、松裤带、用手指触摸患者颈动脉（沿气管纵向滑行至喉结处，再向近侧旁开 2~3 厘米位置），触摸不到搏动。

② 呼吸判断方法：观察患者胸廓有无起伏。为了缩短评估时间，应同时判断患者的颈动脉搏动和呼吸情况，判断时间至少 5 秒，但不超过 10 秒。对于非专业人员，仅需判断患者无反应、无呼吸或仅有濒死叹息样呼吸即可实施 CPR。

（3）呼救：向周围同学发出呼救，并立即报告老师；如有可能，立即拨打"120"急救电话。

3. 胸外心脏按压

（1）按压位置：患者胸骨的下半部。对男性患者，可用乳头连线中点为按压位置快速定位。

（2）按压手法：将一手掌根部放于按压部位，另一手掌重叠于此手掌上，十指紧扣，只用掌根部接触按压部位；双肘关节伸直，上半身前倾，利用上身重量垂直下压。

（3）按压深度：5~6 厘米。

（4）按压频率：100~120 次/分。

（5）每次按压后，确保患者胸廓充分回弹；双手垂直向下按压 30 次。在按压过程中，救护者的双手掌根不能离开患者胸壁。

4. 开放气道

（1）检查患者口腔是否有异物。如有，将患者的头偏向一侧，为其清除异物。

（2）打开气道。一只手放在患者前额，另一只手的手指放在患者下颏的骨性部位，使患者头部后仰并抬起下颏，将患者的气道充分打开。

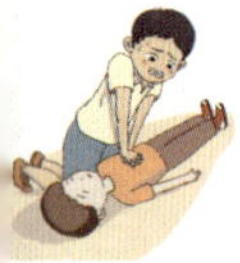

5. 人工呼吸

张大嘴，包严患者口唇、捏紧患者鼻翼，吹气 1 秒，可见患者胸廓隆起，抬头并偏向一侧换气，松开患者鼻翼，观察患者胸廓是否回落。按上述步骤，吹第二口气。

胸外心脏按压与人工呼吸的比例为 30∶2，每次做 5 个循环，大约 2 分钟的时间。如果有其他人在场会实施 CPR，2 分钟后可以轮换实施 CPR。若救护者在实施过程中感觉疲劳，可以提前轮换。轮换时动作应迅速，尽量缩短按压中断时间，一般不超过 5 秒。

（三）室外操场猝死患者急救情景模拟教学

猝死患者情景模拟教学核心教案

授课对象：红十字卫士			
情景：李同学，男，14 岁，在参加学校秋季运动会 400 米男子决赛快速奔跑的过程中，突然感觉头晕、胸闷，随后晕倒在地			
角色安排：急救同学 A、B、C；观察员 17 人；标准化病人（SP）（同学 D）1 人			
环境引导：导师介绍模拟现场的环境			
心理引导：导师告诉本次参加的 3 位同学不用紧张，做错了不要紧，后面复盘再纠正			
关键事件	学习目标	标的反应	SP 人员、环境、视频拍摄及注意事项
情境一： 李同学，男，14 岁，在参加 400 米男子决赛快速奔跑的过程中，突然感觉头晕、胸闷，随后晕倒在地	学习目标一： 掌握晕倒患者意识评估及呼救的方法	同学 A：确认周围环境安全，将晕倒的同学置于仰卧位，头、颈、躯干呈一直线。 用双手轻拍患者双肩，分别对着其左右耳，在其耳边高声呼叫，“喂！你怎么啦？喂！你怎么啦？”（轻拍重唤）患者无任何反应。 呼救：“患者无反应，快来人啊！启动应急反应系统，请同学 B 拨打‘120’急救电话！请同学 C 取附近的 AED！” 同学 B：拨打“120”急救电话。 同学 C：去取 AED。	SP（同学 D）：跑步后晕倒在模拟人旁边。 环境：操场有同学在跑步。 视频：拍摄同学 A 判断意识的细节，准备回放。
情境二： 晕倒的同学没有动脉搏动且没有呼吸	学习目标二： 掌握颈动脉搏动及呼吸的评估方法并采取正确的胸外心脏按压和人工呼吸的方法	同学 A：使模拟人仰卧，置于 CPR 体位，解开其衣领、暴露胸部、松裤带、用手指触摸其颈动脉（沿患者气管纵向滑行至喉结处，再向近侧旁开 2~3 厘米位	

关键事件	学习目标	标的反应	SP 人员、环境、视频拍摄及注意事项
		置），触摸不到搏动（非专业人员可以不判断颈动脉搏动）。 呼吸判断方法：观察患者胸部有无起伏，时间为 5~10 秒。 同学 A 将一手掌根部放于按压部位（乳头连线中点），另一手掌重叠于此手掌上，十指紧扣，只以掌根部接触按压部位；双肘关节伸直，上半身前倾，利用上身重量垂直下压。按压深度：5~6 厘米。按压频率：100~120 次/分。 每次按压后，确保患者胸部充分回弹。双手垂直向下按压 30 次。在按压过程中，同学 A 的双手掌根不能离开患者胸壁。 同学 B 检查患者口腔是否有异物，若有异物，将患者的头偏向一侧，为其清除异物。打开气道：一只手放在患者前额，另一只手的手指放在患者下颏的骨性部位，使患者头部后仰并抬起下颏，充分将气道打开。 同学 B 人工呼吸：张大嘴，包严患者口唇、捏紧患者鼻翼，吹气 1 秒，可见患者胸部隆起，抬头并偏向一侧换气，松开患者鼻翼，观察其胸部是否回落。按上述步骤，吹第二口气。 胸外心脏按压与人工呼吸的比例为 30∶2，每次做 5 个循环，大约 2 分钟的时间，2 分钟后 A、B 同学交换重复上述动作。 同学 C 取得 AED，打开 AED，打开电源，连接除颤电极，插入插头，暂停按压，AED 自动分析患者心律（大家离开），建议除颤，同学 C 让大家都离开，按放电按钮。 同学 A、B 继续 CPR，直至除颤仪提示“暂停按压，不建议除颤”。	此项操作模拟人操作。全程拍摄操作细节。

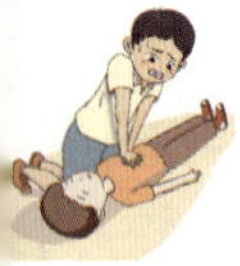

续表

关键事件	学习目标	标的反应	SP 人员、环境、视频拍摄及注意事项
情景三： 患者的颈动脉搏动可触及，自主呼吸恢复	学习目标三： 掌握 CPR 成功的判断方法	同学 B 用手指触摸患者颈动脉（沿患者气管纵向滑行至喉结处，再向近侧旁开 2~3 厘米位置），触摸到颈动脉搏动。同时眼睛平视患者胸部，可见其胸部起伏；观察患者面色、口唇、甲床转红润，眼球出现活动，四肢出现活动，判断初步复苏成功。将患者的头偏向一侧，护送患者至医院进一步救治	SP 发出呻吟声，四肢及眼球活动。视频拍摄细节准备回放
引导性反馈（复盘）			
导师（表扬肯定 A、B、C 3 位同学的表现，并请同学 A、同学 B、同学 C 来回答）：当你发现患者倒地后，你当时是怎么想的？又是怎么做的？ 同学 A：（略） 同学 B：（略） 同学 C：（略） 请同学 A 指出同学 B 操作中存在的不足：（略） 请同学 B 指出同学 C 操作中存在的不足：（略） 请同学 C 指出同学 A 操作中存在的不足：（略） 视频回放：（略） 请其他观察员来说一下同学 A、同学 B、同学 C 哪里做得好或者哪里可以做得更好。 观察员：（略） 导师问同学 A、同学 B、同学 C：回忆一下我们的标准操作，你觉得我们怎样做比较合适？ 导师：再给你们一次机会，我相信你们肯定会做得比上一次好。 同学 A、同学 B、同学 C 互换角色再进行一次操作。			

（四）总结

总结 CPR 要点，导师亲自操作演示一遍。

创伤患者急救综合实践活动教案

一、创伤概述

（一）概念

创伤是指机械性损伤因素作用于机体造成的组织结构完整性破坏或功能障碍。

（二）分类

1. 按致伤原因分类

根据致伤的原因，创伤可分为刀刺伤、坠跌伤、火器伤、冷武器伤、挤压伤、挫伤、烧伤、冻伤、化学伤、放射损伤及多种因素所致的复合伤等。

2. 按损伤类型分类

（1）开放性创伤：皮肤或黏膜表面有伤口，伤口与外界相交通。常见的有擦伤、撕裂伤、切割伤、砍伤、刺伤、贯通伤、盲管伤（只有入口没有出口）、反跳伤（入口和出口在同一个点上）、切线伤（致伤物沿体表切线方向擦过所致的沟槽状损伤）、开放性骨折、火器伤等。

（2）闭合性创伤：皮肤或黏膜表面完整，无伤口。常见的有挫伤、扭伤、挤压伤、震荡伤、关节脱位或半脱位、闭合性骨折、闭合性内脏伤等。

3. 按损伤部位分类

根据损伤的部位，创伤可分为颅脑伤、颌面颈部伤、胸部伤、腹部伤、骨盆部伤、脊柱脊髓伤、上肢伤、下肢伤、多发伤等。

4. 按受伤组织与器官的多少分类

根据受伤组织与器官的多少，创伤可分为单发伤、多发伤。

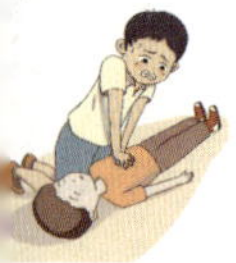

二、创伤救护技术

（一）止血术

1. 概述

血液是维持生命的重要物质，正常成人全身血量占体重的7%~8%。当失血量达到全身总血量的20%时，伤病员可出现脸色苍白、出冷汗、呼吸急促、意识模糊、血压下降等症状，伤病员在短时间内大量出血可发生严重并发症甚至危及生命。因此，出血是最需要救治的急症之一。

止血的目的是控制出血、维持有效循环血量、防止休克发生和挽救生命。

2. 分类

按照血管损伤的种类，出血可分为以下三种类型。

（1）动脉出血：出血速度快、量大，鲜红色血液呈喷射状从伤口涌出，在短时间内会危及伤病员生命，必须立刻止血。

（2）静脉出血：出血速度稍慢、量中等，暗红色血液持续向外溢出，比动脉出血更易于止血。

（3）毛细血管出血：鲜红色血液缓慢渗出，可自行凝固，危险性较小。

3. 常用止血材料

无菌敷料、绷带、三角巾、创可贴、胶布、各种止血带。紧急情况下可就地取材，如毛巾、手绢、布料、衣服等。

4. 常见止血方法

常见的止血方法有直接压迫止血法、加压包扎止血法、止血带止血法。

（二）包扎术

1. 概述

伤口是细菌入侵人体的门户，如果伤口被细菌污染，可能会引起相应的细菌感染，危害伤病员的健康。而快速、准确地包扎伤口是创伤救护的关键环节，它能够起到快速止血、减轻疼痛，保护伤口、减少感染，保护内脏、肌肉、血管、神经等重要器官，固定敷料、利于伤病员安全转运等作用。

2. 常用包扎材料

创可贴、尼龙网套、三角巾、绷带、弹力绷带、胶带。也可现场取材，如手帕、毛巾、衣服等。

3. 常用包扎方法

常用的包扎方法有环形包扎法、螺旋包扎法、螺旋反折包扎法、“8”字形包扎法、回返式包扎法。

（三）固定术

1. 概述

现场骨折固定是创伤救护的一项基本技能。正确良好的固定能迅速减轻伤病员伤痛、减少出血，避免脊髓、神经和血管等重要组织和脏器的损伤，也是搬运伤病员的基础，有利于转运后的进一步治疗。如果现场环境安全，专业急救人员能够迅速到达，应保持伤病员原有的体位不动（制动）。

2. 常用固定材料

常用固定材料包括头部固定器、颈托、脊柱板、四肢夹板。在没有专业急救物品时，也可使用木条、门板、衣服、毛巾、杂志等对伤病员进行固定。

（四）搬运术

1. 概述

搬运是指将伤病员从事发现场移动到担架、救护车的过程。实施搬运的目的是使伤病员尽快脱离危险环境，防止病情加重或再次损伤；改变伤病员所处环境，以利于抢救；尽快使伤病员获得专业的救护，以挽救生命，减少伤残。

2. 搬运护送原则

（1）应有利于伤病员的安全和进一步救治。

（2）搬运前应做必要的处理，如止血、包扎、固定。

（3）根据伤病员的情况和现场条件，选择合适的搬运方法，防止发生二次损伤。

（4）注意伤病员伤情变化，及时采取救护措施。

3. 常用搬运工具

担架是搬运的常用工具，目前常用的担架有多种类型。

（1）折叠楼梯担架：适用于在狭窄的走廊、曲折的楼梯等处的搬运。

（2）铲式担架：常用于脊柱损伤伤病员的搬运。

（3）真空固定垫：可以自动（或打气/抽气）成型，并将其固定在垫中，再用担架搬运。

（4）漂浮式吊篮担架：可使固定于其上的伤病员头部完全露在水面上，适用于海上救护。

（5）脊柱固定板：适用于脊柱骨折伤病员的搬运。

（6）帆布担架：适用于有内科疾病者。

此外，紧急情况下还可徒手搬运或借助椅子等搬运，或用临时制作的替代工具如毛毯、绳索、门板等自制简易担架实施搬运，但不可因寻找搬运工具而延误救治。

4. 常用搬运方法

（1）徒手搬运：适用于转运路程较近、现场无担架、病情较轻的伤病员。

（2）椅子搬运：适用于搬运时空间有限，无法使用担架的场所。

（3）担架搬运：这是最常用的搬运方法，适用于病情较重、不宜徒手搬运、转移路途较远的伤病员。

三、活动准备

课程题目：创伤伤病员的急救

1. 目的

（1）掌握正确判断损伤部位出血类型的方法，采用合适的止血方式并正确止血。

（2）能根据伤口类型选择正确的包扎方式，包扎松紧适宜。

（3）能根据骨折部位选择正确的固定方式并妥善固定。

（4）能根据伤病员的损伤部位采用正确的搬运方式搬运伤病员。

2. 内容

（1）伤口出血类型的识别，以及如何选择止血方式（知识+实操引导）。（5 分钟）

（2）小腿伤口包扎方式的选择及操作（知识+实操引导）。（5 分钟）

（3）小腿骨折固定（实操演示）。（10 分钟）

（4）小腿骨折伤病员的搬运（实操演示）。（5 分钟）

（5）一例下肢创伤伴出血、畸形伤病员的救护（情景模拟）。（15 分钟）

（6）情景模拟教学引导性反馈（复盘）。（20 分钟）

（7）课程总结。（10 分钟）

3. 授课团队

导师 1 人、执行导演 1 人、视频拍摄 1 人、标准化病人（SP）1 人。

4. 方法

理论学习、操作示范、情景模拟、引导性反馈（复盘）。

5. 时间

90 分钟。

6. 地点

学校操场。

7. 器材

纱布 2 包、绷带 2 卷、棉垫若干、手套 4 副、夹板 2 块、三角巾 5 条、担架 1 副、平板电脑 1 部（拍摄视频及回放）。

8. 要求

（1）遵守纪律、认真听课、踊跃参与操作。

（2）情景模拟严肃认真、积极发言。

四、活动实施

（一）知识引导（理论）

1. 止血相关知识

血液是维持生命的重要物质，正常成人全身血量占体重的7%~8%。当失血量达到全身总血量的20%时，生命就会受到威胁，所以现场救治的第一步是对伤病员的受伤出血部位进行有效止血。根据出血类型我们可以采用相应的止血方式：一般擦伤毛细血管出血，伤口表浅，出血量不大，只需简单压迫止血即可；对于伤口较大、出血量较多的情况，则需要加压包扎止血；如果伤口较大且较深，血液呈喷射性涌出，一般加压包扎止血效果不佳，则需要考虑止血带止血。

2. 包扎相关知识

伤口是细菌入侵人体的门户，如果伤口被细菌污染，可能会引起相应的细菌感染，危害伤病员的健康。而快速、准确地包扎伤口是创伤救护的关键环节，它能够起到快速止血、减轻疼痛，保护伤口、减少感染，保护内脏、肌肉、血管、神经等重要器官，固定敷料、利于伤病员安全转运等作用。对于在小腿这种上下粗细不等部位伤口的包扎，可能需要用到螺旋反折包扎法，具体操作是从环形包扎法起始，在螺旋向上缠绕时每一圈均将绷带向下反折，并遮盖上一圈绷带的1/3~1/2，反折时，以左手拇指按住绷带上面的正中处，右手将绷带向下反折，向后绕并拉紧，反折部位应位于同一轴线，并避开伤病员的伤口或骨突处。

3. 固定相关知识

正确良好的固定能迅速减轻伤病员疼痛、减少出血，避免脊髓、神经、血管等重要组织和脏器的损伤，也是搬运伤病员的基础，有利于转运后的进一步治疗。对于小腿骨折的伤病员，双夹板固定的具体操作如下：脱去伤病员的鞋袜，用宽带或三角巾5条，其中两条从伤病员膝下穿过，一条置于其膝关节上方，另一条置于骨折上端，再取两条宽带或三角巾从踝关节下穿过（其中一条置于骨折下端，另一条置于踝关节处），最后一条宽带或三角巾从腰部穿过；取两个夹板，长夹板置于伤病员患腿外部从髋关节至外踝，短夹板置于患肢大腿内侧从根部至内踝；在伤病员的膝关节、踝关节等骨隆突部位放置棉垫保护，空隙处用柔软物品填实；依次固定5个部位，先固定骨折上下两端，再固定髋部、大腿及足踝部（用宽带“8”字形固定），使伤病员的脚掌与小腿成直角功能位。

4. 搬运相关知识

担架搬运法是最常用的搬运方法，救护员3~4人一组，将伤病员移上担架，并将伤病员固定在担架上，伤病员头在后、脚在前，便于后面的救护员随时观察病情。上坡时伤病员头在前，下坡时伤病员头在后。救护员脚步行动要一致，保持担架平稳向前。

（二）下肢创伤伤病员救护情景模拟教学

下肢创伤伤病员救护情景模拟教学核心教案

<table>
<tr><td colspan="4">授课对象：红十字卫士</td></tr>
<tr><td colspan="4">情景：刘同学，男，16 岁，在操场上奔跑时不慎踩空，摔倒在地，当即左小腿不能动弹，活动受限，随即肿胀，疼痛加剧</td></tr>
<tr><td colspan="4">角色安排：急救同学 A（组长）、同学 B、同学 C、同学 D；观察员 17 人；标准化病人（SP）（同学 E）1 人</td></tr>
<tr><td colspan="4">环境引导：导师介绍模拟现场的环境及物品</td></tr>
<tr><td colspan="4">心理引导：导师告诉本次参加的 4 位同学不用紧张，做错了不要紧，后面复盘再纠正</td></tr>
<tr><td>关键事件</td><td>学习目标</td><td>标的反应</td><td>SP 人员、环境、视频拍摄及注意事项</td></tr>
<tr><td>情境一：
刘同学，男，16 岁，在操场上奔跑时不慎踩空，摔倒在地，当即左小腿不能动弹，左小腿见长度为 3 厘米的裂伤，暗红色血液从伤口处溢出，活动受限</td><td>学习目标一：
掌握小腿伤口出血的止血、包扎</td><td>同学 A：确认周围环境安全，做好自身防护，询问同学哪里疼痛；检查伤口内无异物，评估伤口出血程度。
同学 A 指挥同学 B 和同学 C。
同学 B：将伤病员受伤肢体放平，脱去患肢鞋袜。
同学 C 协助同学 A 进行处理并全程同伤病员交流，安慰伤病员。
同学 A：用无菌纱布或干净敷料覆盖伤口，并用绷带从远端往近端采用螺旋反折法包扎伤口，对伤口进行加压包扎止血。</td><td>SP（同学 E 扮演）奔跑后不慎摔倒，手扶左小腿，发出痛苦的呻吟声；视频拍摄止血、包扎细节做好回放准备</td></tr>
<tr><td>情境二：止血、包扎完毕后，患肢不能活动，考虑有骨折可能，需要对患肢进行固定并搬运伤病员去医务室</td><td>学习目标二：
掌握下肢夹板固定和使用担架搬运伤病员的正确方法</td><td>同学 A、同学 B：同学 A 在伤病员受伤肢体这一侧，同学 B 在同学 A 对侧，同学 B 协助同学 A 分别用 5 条宽带或三角巾中的两条从伤病员膝下穿过，一条置于伤病员膝关节上方，另一条置于骨折上端，再取两条宽带或三角巾从踝关节下穿过（其中一条置于骨折下端，另一条置于踝关节处），最后一条宽带或三角巾从腰部穿过。
同学 A：取两个夹板，长夹板置于患腿外部从髋关节至外踝，短夹板置于患肢大</td><td></td></tr>
</table>

关键事件	学习目标	标的反应	SP人员、环境、视频拍摄及注意事项
		腿内侧从根部至内踝，顶端放置棉垫；在伤病员的膝关节、踝关节等骨隆突部放置棉垫保护，空隙处用柔软物品填实。 同学B手扶夹板，同学A依次固定伤病员的5个部位，先固定骨折上下两端，再固定髋部、大腿及踝部。 同学C：足部用宽带“8”字形固定，使脚掌与小腿成直角功能位。 同学A：评估患肢远端末梢循环及感知觉，如过紧应重新包扎。 同学C：用袋子将伤病员脱下的鞋袜装好，随同伤病员转运。 同学A、同学B、同学C协助伤病员翻身，同学D从伤病员背部插入担架，同学A、同学B、同学C将伤病员放平，移动伤病员使其处于担架中央位置，用带子固定伤病员。 同学A、同学B、同学C、同学D分别位于担架四个角，同学A发出指令，大家同步将担架放于膝上，然后同学A再发出指令，大家同步站起，并向前步行10米；同学A再次发出指令，大家同步将担架放于膝上，再同步将担架放于地面。	SP（同学E扮演）主诉腿不能活动；视频拍摄固定、搬运细节做好回放准备
引导性反馈（复盘）			
导师（表扬肯定4位同学的表现，并请同学A、同学B来回答）：当你发现一位伤病员摔倒且小腿出血时，你是怎么想的？又是怎么做的？ 同学A：（略） 同学B：（略） 请同学A指出同学B操作中存在的不足：（略） 请同学B指出同学C操作中存在的不足：（略） 请同学C指出同学D操作中存在的不足：（略） 请同学D指出同学A操作中存在的不足：（略） 视频回放：（略）			

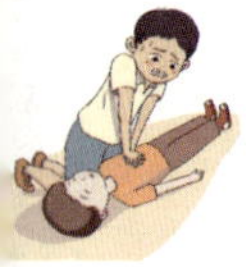

续表

请其他观察员来说一下同学 A、同学 B、同学 C、同学 D 哪里做得好或者哪里可以做得更好。 观察员：（略） 导师问同学 A、同学 B、同学 C、同学 D：回忆一下我们的标准操作，你觉得我们怎样做比较合适？ 导师：再给你们一次机会，我相信你们肯定会做得比上一次好。 同学 A、同学 B、同学 C、同学 D 互换角色再演示一遍。 导师：同学 B、同学 C、同学 D，你们听到同学 A 发出搬运伤病员的指令后是怎么做的？你们 4 人之间的配合默契吗？ 同学 B、同学 C、同学 D：（略） 视频回放：（略） 观察员反馈：（略） 导师：回忆一下之前的知识引导环节，你们觉得怎样做合适？ 导师：再给你们一次机会，你们 4 人之间应该如何配合？请再演示一遍。

（三）总结

导师总结创伤现场急救要点并演示。

气道异物梗阻患者急救综合实践活动教案

一、气道异物梗阻概述

（一）概念

气道异物梗阻是指外界异物进入并停留在喉、气管、支气管，患者由于气道阻塞无法进行呼吸，甚至可能因缺氧窒息而死亡。如果气道完全阻塞，只需要短短几分钟，患者的心跳就会停止。气道异物梗阻起病突然，常常危及生命，及时有效的现场急救是关键。

（二）临床表现

气道梗阻的情况不同，患者的临床表现不同，具体如下。

1. 气道部分梗阻者

能用力咳嗽，但咳嗽停止时出现喘息声。

2. 气道完全梗阻者

无法咳嗽，面色、口唇青紫，不能说话或呼吸，出现痛苦表情，并用手掐住自己的颈部，这也是国际通用的气道异物梗阻“V”形手势（Heimlich 征象）。

（三）现场救治

对于那些轻微的气道梗阻，可以鼓励患者大声用力地咳嗽，不要干扰患者自行排出异物的努力，守护在患者身边，监护患者情况。当梗阻无法解除或者患者表现为严重的气道梗阻时，可采用以下方法。

1. 腹部冲击法

海姆立克腹部冲击法（Heimlich maneuver）也称“海氏手技”“海姆立克急救法”。该方法主要包括 3 个步骤：第一，站在患者背后环抱其腰；第二，一手握拳，拳眼朝内，放置在患者的脐与剑突之间的腹部中线上，另一手紧握该拳；第三，向内、向上反复冲击患者腹部，直至异物被排出。

2. 自行腹部冲击法

该方法需要患者弯下腰，靠在固定的水平物体上，利用固定物边缘压迫自己的上腹部，快速向上冲击直到异物被排出。诸如座椅的靠背、课桌的边缘、栏杆扶手、窗台的边缘等都可以成为患者自救的工具。若实在找不到这样的物品，患者用拳头冲击自己的腹部施救，也有较好的救治效果。

3. 胸部冲击法

对于体形较大的患者、孕妇或坐轮椅的患者，不宜采用腹部冲击法，应在其胸骨下半部进行胸部快速冲击。具体操作方法如下：施救者站在患者身后，两臂从患者腋下环绕其胸部，并将双手放在其胸骨下半段，向内、向上有节奏地冲击患者胸部，直至异物被排出。

4. 施行 CPR

对于失去反应的成人或者儿童，应立即进行 CPR。

5.1 岁以内婴儿气道异物梗阻的处理

（1）对于有反应的婴儿推荐使用拍背/冲胸法。具体操作方法如下：施救者坐下或单膝跪下，前臂放于大腿上，将婴儿俯卧于施救者的前臂上，施救者一只手的手指张开托住婴儿下颏并固定其头部，使婴儿保持头低位；用另一只手的掌根部在婴儿背部肩胛区用力叩击 5 次。再用手掌托住婴儿的头部和颈部，小心将婴儿翻转过来，使其仰卧于施救者另一只手的前臂上，施救者将前臂置于大腿上，仍使婴儿维持头低位，对婴儿实施 5 次胸部冲击，位置与胸外心脏按压相同。重复上述动作，直至异物排出或婴儿失去反应。每次翻转时，应查看婴儿口中有无可见的异物，如有则小心地将其移除。

（2）当婴儿气道严重梗阻时，如果婴儿无意识或意识不清，或是在背部叩击和胸部冲击实施过程中发生意识丧失，应立即行 CPR，按压方法同婴儿 CPR。

二、活动准备

课程题目：气道异物梗阻患者的急救

1. 目的

（1）掌握气道异物梗阻的临床表现。

（2）掌握不同人群气道异物梗阻清除的方法。

（3）掌握气道异物梗阻的预防措施。

2. 内容

（1）气道异物梗阻发生的识别（理论知识引导）。（10 分钟）

（2）气道异物梗阻的紧急处理（实操引导）。（10 分钟）

（3）气道异物梗阻情景模拟演绎（情景模拟）。（30 分钟）

（4）情景模拟演绎引导性反馈（复盘）。（30 分钟）

（5）课程总结。（10 分钟）

3. 授课团队

导师 1 人、执行导演 1 人、负责拍摄视频 1 人、标准化病人（SP）1 人。

4. 方法

理论授课、操作示范、情景模拟、引导性反馈（复盘）。

5. 时间

90 分钟。

6. 地点

学校操场。

7. 器材

气道异物模型 1 个、平板电脑 1 部。

8. 要求

（1）遵守纪律、认真听课、踊跃参与操作。

（2）情景模拟严肃认真、积极发言。

三、活动实施

（一）知识引导（理论）

气道异物清除术是一种简单有效的抢救食物等异物卡喉所致窒息的急救方法。

1. 气道异物梗阻的判断

（1）轻度气道异物梗阻者，能大声用力咳嗽，但咳嗽停止时会发出喘息声。

（2）严重气道异物梗阻者，无法咳嗽，面色、口唇青紫，不能说话或呼吸，出现痛苦表情，并用手掐住自己的颈部，这也是国际通用的气道异物梗阻“V”形手势（Heimlich 征象）。

（3）目睹异物被吸入。

（4）昏迷患者在开放气道后，仍无法进行有效通气。

一旦患者发生以上情况中的任何一种，且无法通过用力咳嗽等办法自行排出异物，应立即施救。

2. 海姆立克腹部冲击法

（1）海姆立克腹部冲击法（Heimlich maneuver）：也称“海氏手技”“海姆立克急救法”，是美国医生海姆立克先生发明的。1974 年，他运用该方法首次成功抢救了一名因食物阻塞呼吸道而发生窒息的患者，从此该法在全世界被广泛应用，是全世界抢救气管异物患者的标准方法，拯救了无数患者，被人们称为“生命的拥抱”。

（2）海姆立克腹部冲击法的原理：将肺部想象成一个气球，气管就是气球的气嘴。当气嘴被异物阻塞时，用手捏挤气球，气球受压，从而将阻塞气嘴的异物冲出。

（二）实操引导

海姆立克腹部冲击法可用于神志清楚的 1 岁以上患者。通过给膈肌下软组织以突然向上的压力，驱使肺内残留的空气形成气流快速进入气管，从而去除堵在气管内的食物或异物。

具体操作方法如下。

（1）当发现疑似气道异物梗阻患者时，立即询问“你卡着了吗？”如果患者点头表示肯定，即可确定发生了气道异物梗阻，告知患者你将提供帮助。

（2）施救者站于或跪在患者身后，用双臂环绕其腰部。

（3）一手握拳，将握拳的拇指侧紧抵患者腹部，放于脐与剑突间的腹中线上，另一手紧握该拳，用力快速向内、向上冲击患者腹部，反复冲击直至异物排出或患者失去反应。

（4）异物排出之后要将患者送医院进行进一步检查并对患者做好宣教，防止再次发生气道异物梗阻。

（三）室外操场气道异物梗阻患者急救情景模拟教学

室外操场气道异物梗阻患者急救情景模拟教学核心教案

<table>
<tr><td colspan="4">授课对象：红十字卫士</td></tr>
<tr><td colspan="4">情景：学校食堂内，一群学生围坐在一起吃午饭，宋同学一边吃着荔枝，一边与同学嬉笑玩闹，突然宋同学不能发声，剧烈咳嗽，手呈“V”字形紧贴在自己喉部，表情十分痛苦</td></tr>
<tr><td colspan="4">角色安排：急救同学 A；观察员 17 人；标准化病人（SP）（同学 B）1 人</td></tr>
<tr><td colspan="4">环境引导：导师介绍模拟现场的环境及物品</td></tr>
<tr><td colspan="4">心理引导：导师告诉本次参加的同学不用紧张，做错了不要紧，我们只是模拟教学，复盘再纠正</td></tr>
<tr><td>关键事件</td><td>学习目标</td><td>标的反应</td><td>SP 人员、环境、视频拍摄及注意事项</td></tr>
<tr><td>情境：
学校食堂内，一群学生围坐在一起吃午饭，同学 B 一边吃着荔枝，一边与同学嬉笑玩闹，突然同学 B 不能发声，剧烈咳嗽，手呈“V”字形紧贴在自己喉部，表情十分痛苦</td><td>学习目标：
（1）气道异物梗阻的识别。
（2）气道异物梗阻的急救方法。</td><td>同学 A：发现同学 B 表情痛苦，手呈“V”字形捂住自己的脖颈。
同学 A 立即上前询问：“你被东西卡住了吗？”同学 B 点头。
同学 A：我来帮你，你配合我。
同学 A 站于同学 B 身后，用双臂环绕同学 B 腰部，一手握拳，将握拳的拇指侧紧抵同学 B 腹部，放于同学 B 的脐与剑突间的腹部</td><td>SP（同学 B）：进食水果后，立即出现痛苦表情，手掐脖子。全程视频拍摄，注意细节展示。</td></tr>
</table>

关键事件	学习目标	标的反应	SP人员、环境、视频拍摄及注意事项
		中线上，另一手紧握该拳，用力快速向内、向上冲击同学B的腹部，反复冲击直至异物被排出。 同学A陪同同学B前往医院就诊。 同学A告诫同学B：下次进食时不能说话，防止异物卡喉。	
引导性反馈（复盘）			
导师（表扬肯定同学A的表现，并请同学A回答）：当你发现同学B进食时出现痛苦表情，双手呈“V”手势抓住脖子时，你认为同学B发生了什么？然后你又是怎么做的？ 同学A：（略） 再请同学B指出同学A操作中存在的不足：（略） 视频回放：（略） 请其他观察员来说一下同学A哪里做得好或者存在什么不足之处。 观察员：（略） 导师问同学A：回忆一下我们的标准操作，你觉得我们怎样做比较合适？ 导师：再给你们一次机会，我相信你们肯定会做得比上一次好。 同学A、同学B互换角色再演示一遍。			

（四）总结

导师总结气道异物梗阻现场急救要点并演示。

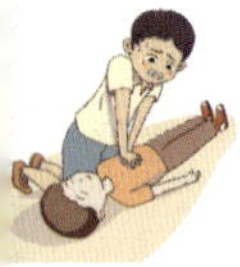

专业名词列表

心肺复苏（cardio-pulmonary resuscitation，CPR）
自动体外除颤器（automated external defibrillator，AED）
成人生存链（adult chain of survival）
美国心脏协会（American Heart Association，AHA）
院外心搏骤停（out-of-hospital cardiac arrest ，OHCA）
急救医疗服务系统（emergency medical service system ，EMSS）
自主循环恢复（return of spontaneous circulation，ROSC）
海姆立克腹部冲击法（Heimlich maneuver）
世界卫生组织（World Health Organization，WHO）
心源性猝死（sudden cardiac death，SCD）
标准化病人（standardized patient，SP）

参考文献

［1］中国老年保健协会第一目击者现场救护专业委员会，现场救护第一目击者行动专家共识组．现场救护第一目击者行动专家共识［J］．中华危重病急救医学，2019，31（5）：513-527.

［2］李昌秀，陈红波，楼婷，等．创伤现场救护教育游戏的开发与应用［J］．护理学杂志，2019，34（7）：8-11.

［3］祝益民，刘晓亮．现场救护需强化三个“一”理念［J］．中华急诊医学杂志，2016，25（8）：997-999.

［4］KLEINMAN M E，GOLDBERGER Z D，REA T，et al. 2017 American Heart Association Focused Update on Adult Basic Life Support and Cardiopulmonary Resuscitation Quality：an Update to the American Heart Association Guidelines for Cardiopulmonary Resuscitation and Emergency Cardiovascular Care［J］. *Circulation*，2018，137（1）：e7-e13.

［5］TRAVERS A H，PERKINS G D，BERG R A，et al. Part 3：Adult Basic Life Support and Automated External Defibrillation：2015 International Consensus on Cardiopulmonary Resuscitation and Emergency Cardiovascular Care Science With Treatment Recommendations［J］. *Circulation*，2015，132（16 Suppl1）：S51-S83.

［6］中华医学会，中华医学会杂志社，中华医学会全科医学分会，等. 胸痛基层诊疗指南（2019年）［J］. 中华全科医师杂志，2019，18（10）：913-919.

［7］王佳欢. 儿童锐器损伤的危险因素和预防措施分析［J］. 中国妇幼保健，2022，37（12）：2251-2253.

［8］曹广娜，武爱迪，赵婉君，等. 儿童横纹肌溶解症的临床特征分析［J］. 中国小儿急救医学，2021，28（12）：1066-1070.

［9］胡德鑫，徐玥，王沈涛，等.《踝关节稳定和运动协调障碍：踝关节外侧韧带扭伤2021版》临床实践指南解读［J］. 足踝外科电子杂志，2021，8（4）：1-6，17，73.

[10] 鲍一笑，陈爱欢，符州，等. 儿童支气管哮喘诊断与防治指南（2016 年版）[J]. 中华儿科杂志，2016，54（03）：167-181.

[11] 中华医学会眼科学分会眼整形眼眶病学组. 中国眼眶异物诊断和治疗专家共识（2021 年）[J]. 中华眼科杂志，2021，57（10）：743-748.

[12] 中国医学救援协会动物伤害救治分会专家组. 动物致伤专家共识 [J]. 中国急救复苏与灾害医学杂志，2018，13（11）：1056-1061.

[13] 全军热射病防治专家组，热射病急诊诊断与治疗专家共识组. 热射病急诊诊断与治疗专家共识（2021 版）[J]. 中华急诊医学杂志，2021，30（11）：1290-1299.

[14] 中华医学会糖尿病学分会. 中国 2 型糖尿病防治指南（2020 年版）[J]. 中华糖尿病杂志，2021，13（4）：315-409.

[15] 冒山林，曹隽. 止血带的急诊应用专家共识 [J]. 临床急诊杂志，2020，21（6）：429-436.

[16] 陈瑞丰，陈庆军. 中国犬咬伤治疗急诊专家共识（2019）[J]. 解放军医学杂志，2019，44（8）：636-642.

[17] 庞国明. 院前急救指南 [M]. 北京：中国医药科技出版社，2011：4-5.

[18] 涂汉军，刘菊英，肖敏. 实用院前急救手册 [M]. 北京：人民卫生出版社，2013：107-108.

[19] 何敏. 大学生健康教育 [M]. 上海：上海财经大学出版社，2012：22-23.

[20] 吴太虎，张广，王运斗. 心肺复苏急救装备与应用 [M]. 北京：军事医学科学出版社，2013：29-30.

[21] 张波，桂莉. 急危重症护理学 [M]. 4 版. 北京：人民卫生出版社，2017.

[22] 中国红十字总会. 救护员 [M]. 北京：人民卫生出版社，2017.

[23] 张文武. 急诊内科学 [M]. 3 版. 北京：人民卫生出版社，2012.

[24] 美国心脏协会. 拯救心脏 急救 心肺复苏 自动体外除颤器学员手册 [M]. 杭州：浙江大学出版社，2017.

[25] 尤黎明，吴瑛. 内科护理学 [M]. 6 版. 北京：人民卫生出版社，2017.

[26] 田勇泉. 耳鼻咽喉头颈外科学 [M]. 8 版. 北京：人民卫生出版社，2013.

[27] 崔焱，仰曙芬. 儿科护理学 [M]. 6 版. 北京：人民卫生出版社，2019.

[28] 李乐之，路潜. 外科护理学 [M]. 6 版. 北京：人民卫生出版社，2017.

[29] 罗伊·L. 艾尔森，韩克依，约翰·E. 坎贝尔. 国际创伤生命支持教程：原书第 9 版 [M]. 陈志，主译. 北京：科学出版社：2021.

[30] 金静芬. 危急时刻，如何急救？[M]. 北京：人民卫生出版社，2018.

[31] 李兰娟，任红. 传染病学 [M]. 9 版. 北京：人民卫生出版社，2018.

［32］杨惠花，童本沁. 急诊急救护理实践手册［M］. 北京：清华大学出版社，2016.

［33］黄子通，于学忠. 急诊医学［M］. 2版. 北京：人民卫生出版社，2014.

后记
POSTSCRIPT

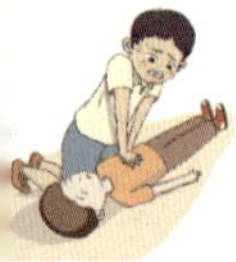

为贯彻落实《教育部等五部门关于全面加强和改进新时代学校卫生与健康教育工作的意见》《教育部办公厅关于开展全国学校急救教育试点工作的通知》《教育部办公厅、中国红十字会总会办公室关于进一步推进学校应急救护工作的通知》《江苏省教育厅、江苏红十字会关于在全省学校开展“救在身边·校园守护”行动的通知》的工作要求，苏州市护理学会组织长期从事急诊急救的医护人员，基于长期从事学校急诊急救教学的工作实际，历时一年多时间完成了《第一目击者：青少年校园现场急救》的编写工作。本书在编写过程中得到了苏州市教育局、苏州市红十字会领导的关心指导，国家卫生健康委员会著名应急中毒救治专家、中华医学会急诊医学分会常委、江苏省医师协会急诊分会会长张劲松教授亲自为本书作序，各参编医院、学校和有关专家积极参与了本书的编写工作。

在本书的编写过程中，编委会广泛征求各方意见，反复研讨协商，在整体构想、体例结构、情景案例、知识链接、动漫制作、视频拍摄等方面精心设计，细加推敲，力求做到专业性和通俗性的结合，实用性和科学性的统一，探索性和规范性的协调。经数易其稿，最终成稿。苏州市第五中学柯勤同志对本书的编写与修改完善给予了悉心指导和严格把关，提出了很多宝贵的意见和建议。王海芳、钮美娥、唐兆芳、蔡建政等同志直接参与了本书的整体构想、框架设计、文稿审改等工作。王英、黄琴、刘士方等同志参与了本书的最初研讨。乐萍、郭健、许磊、喻伟霞等同志在文献梳理、调研论证、内容编写、征求意见、修改完善等方面做了大量工作。董爱华、张滢滢、王奕斌等同志全程参与了本书的编写和修改工作，并在联络协调、书稿统稿等具体工作中付出了辛勤劳动。胡云同志完成了全书动漫的创作。此外，本书在出版过程中得到了苏州大学出版社刘海老师极为专业和细心的指导。在此，谨向所有关心、指导、帮助、支持、参与本书编写和出版的各位领导、同志、朋友致以深切的敬意和衷心的感谢。

在本书的编写过程中，我们做了一些开创性的探索，但限于整体篇幅和我们自身的水平与能力，不尽完善之处在所难免，我们真诚地希望读者朋友在使用本书时多提宝贵意见，以便于我们集思广益，不断修订和完善，使本书在学校的生命教育中发挥更大的作用，促进广大青少年学生健康成长。

本书编委会

2023 年 12 月 25 日

图书在版编目(CIP)数据

第一目击者：青少年校园现场急救 / 王海芳，柯勤主编；苏州市护理学会，苏州市第五中学编. -- 苏州：苏州大学出版社，2024.9
ISBN 978-7-5672-4775-8

Ⅰ. ①第… Ⅱ. ①王… ②柯… ③苏… ④苏… Ⅲ. ①急救-青少年读物 Ⅳ. ①R459.7-49

中国国家版本馆 CIP 数据核字(2024)第 094826 号

DIYI MUJIZHE: QINGSHAONIAN XIAOYUAN XIANCHANG JIJIU
书　　名：第一目击者：青少年校园现场急救

主　　编：王海芳　柯　勤
编　　者：苏州市护理学会　苏州市第五中学
策划编辑：刘　海
责任编辑：刘　海
装帧设计：刘　俊

出版发行：苏州大学出版社（Soochow University Press）
社　　址：苏州市十梓街 1 号　**邮编**：215006
印　　刷：苏州工业园区美柯乐制版印务有限责任公司
E - mail：Liuwang@ suda. edu. cn　　QQ：64826224
邮购热线：0512-67480030
销售热线：0512-67481020

开　　本：787 mm×1 092 mm　1/16　**印张**：13. 25　**字数**：275 千
版　　次：2024 年 9 月第 1 版
印　　次：2024 年 9 月第 1 次印刷
书　　号：ISBN 978-7-5672-4775-8
定　　价：58. 00 元